面向21世纪高等医药院校精品课程教材

# 人体形态学实验教程

RENTI XINGTAIXUE SHIYAN JIAOCHENG

主　编　陈季强

副主编　凌树才　周　韧

　　　　杨友金　夏　强

浙江大学出版社

图书在版编目（CIP）数据

人体形态学实验教程 / 陈季强主编. —杭州：浙江大学出版社，2006.6（2020.2 重印）
面向 21 世纪高等医药院校精品课程教材
ISBN 978-7-308-04738-8

Ⅰ.人… Ⅱ.陈… Ⅲ.人体形态学－实验－医学院校－教材 Ⅳ.①R32-33

中国版本图书馆 CIP 数据核字（2006）第 041976 号

**人体形态学实验教程**

陈季强　主编

---

| | | |
|---|---|---|
| 责任编辑 | 阮海潮 | |
| 丛书策划 | 阮海潮（ruanhc@163.com） | |
| 出版发行 | 浙江大学出版社 | |
| | （杭州市天目山路 148 号　邮政编码 310007） | |
| | （网址：http://www.zjupress.com） | |
| 排　　版 | 杭州大漠照排印刷有限公司 | |
| 印　　刷 | 杭州杭新印务有限公司 | |
| 开　　本 | 787mm×1092mm　1/16 | |
| 印　　张 | 12.5 | |
| 彩　　页 | 12 | |
| 字　　数 | 358 千 | |
| 版 印 次 | 2006 年 6 月第 1 版　2020 年 2 月第 3 次印刷 | |
| 书　　号 | ISBN 978-7-308-04738-8 | |
| 定　　价 | 39.50 元 | |

---

浙江大学出版社市场运营中心联系方式：0571 - 88925591；http://zjdxcbs.tmall.com

# 前　言

人体形态学属于医学科学中形态学科的范畴,以人体各系统、器官和组织的形态结构、位置毗邻、相互关系、基本功能以及生长发育规律为观察研究的主要目标。人体形态学主要包含了人体解剖学、组织胚胎学和病理学。人体解剖学主要是以肉眼观察和研究人体正常结构为主;组织胚胎学是借助光学显微镜和电子显微镜,主要观察和研究正常的微观形态结构,也观察和研究胚胎的发育及规律,包括畸形和变异;病理学则是观察和研究病理状态下的形态学改变。

我们在10多年前开始了机能学科的实验课程教学改革,将生理学、病理生理学和药理学的实验教学进行整合,由原来分别单独开设的3门实验课程合并为"生理科学实验课程",除保留了一些经典的验证性实验外,还增设了综合性和探索性实验,对培养学生的创新能力发挥了重要作用,取得了良好的教学效果,并获得了2002年浙江省教学成果一等奖。作为教研成果,《生理科学实验教程》一书,已由浙江大学出版社正式出版发行。

在浙江大学教务部的大力支持下,2000年10月开始我们对基本医学课程体系进行了改革探索,将人体解剖学、组织胚胎学、生理学、病理学、病理生理学和药理学等六门课程进行整合。经过3年的精心准备,编写了《基础医学教程——导论》和《基础医学教程——各论》(上、下)。从2004年2月起我们正式实施了基础医学课程整合教学,取得了一些成功的经验和成果,同时也为人体解剖学、组织胚胎学和病理学这3门实验课程进行整合教学创造了条件。

在我国,人体解剖学、组织胚胎学和病理学这些课程的实验教学基本上都是以学科为单位分别进行的,因此难免存在许多弊病,例如正常的形态结构与病理学改变分开教学,不利于学生对知识的理解和记忆。我们在基础医学课程进行整合教学的基础上,将人体解剖学、组织胚胎学和病理学的实验教学也进行了整合,可以克服这些实验课程分开教学的缺点,有利于学生对相关知识的掌握。

为了顺利实施这3门实验课程的整合教学,我们特编写了这本《人体形态学实验教程》。

由于这项教学改革工作是首创性的,缺乏现成的参考资料,加上我们的知识和编写能力有限,本实验教材中难免存在一些缺点和错误。经过了二轮教学实践,我们对部分内容进行了修改、调整和充实,并由浙江大学出版社正式出版。同时继续欢迎广大教师和学生提出宝贵意见。

陈季强
于浙江大学医学院

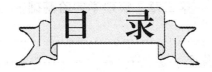

# 目 录

## ● 第一部分 绪 论

## ● 第二部分 人体形态学实验基础

### 第一章 基本组织学实验

### 第二章 胚胎学实验

## 第三章 病理学实验基础

# ○第三部分　人体系统形态学实验

## 第一章 运 动 系 统

## 第二章 循 环 系 统

## 第三章 呼 吸 系 统

## 第四章 消 化 系 统

## 第五章 泌 尿 系 统

# ○第五部分　彩色图谱

# 第一部分　绪　论

## 第一节　人体形态学实验概述

人体形态学属于医学科学中形态学科的范畴,以人体各系统、器官和组织的形态结构、位置毗邻、相互关系、基本功能以及生长发育规律为观察研究的主要目标。

在我国,人体形态学主要包括人体解剖学、组织胚胎学和病理学。人体解剖学和组织胚胎学以研究正常的形态为主,也包括畸形和变异;病理学则是研究病理状态的形态学改变。

人体形态学的研究方法主要有肉眼观察、光学显微镜观察和电子显微镜观察。肉眼观察包括进行尸体解剖和对标本进行直接观察;光学显微镜观察和电子显微镜观察需要制作相应的切片进行。现代的形态学研究还利用 X 线、计算机辅助 X 线断层扫描(CT)及磁共振(MRI)等影像学先进技术进行观察。

在医学及相关专业的本科生教学中,形态学的实验方法基本以肉眼观察和显微镜观察为主,包括亲自动手进行尸体解剖,观察各种标本和组织学、病理学切片,也辅以光学显微镜和电子显微镜照片及图像示教等。

## 第二节　人体形态学实验的历史与发展

人体解剖学具有漫长的发展历史,可以说是一门伴随医学的发展而发展的科学。早在公元前 400 多年前,我国的第一部医学巨著《黄帝内经》中就曾有人体构造方面的论述,并提出"解剖"一词,即使用解开剖视的方法来研究人体的构造,但由于长期受封建制度的束缚,解剖学始终融合在传统医学之中,没有形成独立的学科体系。

西方医学对解剖学的记载,始于古希腊名医 Hippocrates(公元前 460—前 377),他认为心脏有两个心室和两个心房,并对头骨作了较为正确的描述。之后,古希腊学者 Aristotle(公元前 384—前 322)在研究动物结构的基础上使用了"anatome"一词,其原意也是切开进行观察。

16 世纪比利时医学家 Vasalius(维萨里,1514—1564)冒着被宗教迫害的危险,亲自解剖人尸,于 1543 年出版了巨著《人体构造》一书,成为国际公认的人体解剖学奠基人。

M. Malpighi(1628—1694)用显微镜观察了动、植物的微细结构,提出动、植物均由细胞组成的概念,为组织学从解剖学中分出并形成一门学科奠定了基础。

20 世纪发明电子显微镜,广泛应用于细胞的超微结构与三维构筑的研究,使形态学跨入细胞和亚细胞水平,并进而达到分子水平。

由此可见,形态学的发展是随着科学技术的发展不断创新而逐渐发展的,形成了大体解剖学、显微解剖学和超微解剖学这三个不同的阶段。

随着影像技术和计算机技术的快速发展和广泛应用,促使人们必须研究人体断面和器官内部结构,对形态学提出了更深入的要求,从而产生了断面解剖学这一新的学科。

# 第三节　人体形态学实验常用仪器介绍

## 一、光学显微镜的结构与使用

光学显微镜(简称光镜)是学习本课程最重要的工具之一,属贵重仪器,因此我们必须在了解其构造的基础上使用和保护。光学显微镜的结构参见图1。

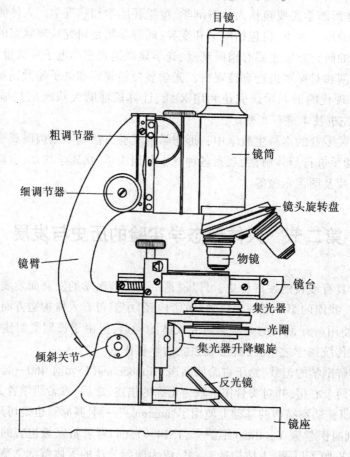

图 1　光学显微镜结构示意图

（一）显微镜的一般构造

1. 镜座：位于最下部，起支持作用。在镜座左侧下方有一电源开关和电光源亮度调节器。电光源亮度调节器用来调节光源强弱,以选择最适亮度。

2. 镜臂:位于中部,起支持和握取作用。

3. 镜筒:一般分为内、外两层。

4. 目镜:有单筒和双筒两种类型,它嵌于镜筒之顶端,根据需要,可自行调节双筒目镜的间距。目镜上刻有 5×或 10×等字样,表示其目镜放大倍数。

5. 旋转盘:接于镜筒下方,上嵌物镜,可以旋转,以更换物镜。

6. 物镜:嵌于旋转盘下,分低倍、高倍和油镜三种,其上均刻有物镜放大倍数,如 4×、10×、40×、100×。

(1) 低倍镜:它有两种,一种放大约 4 倍,镜头最短,有红线标记;另一种放大约 10 倍,镜头较长,镜面较小,有浆红色线作标记。

(2) 高倍镜:放大约 40 倍,镜头较长,镜面较小,有绿线标记。

(3) 油镜:放大约 100 倍,镜头最长,镜面最小,有淡蓝色线作标记,使用时在镜头与玻片之间要加香柏油,以提高显微镜的分辨率。

7. 粗调节器:位于镜臂上方,转轮较大。

8. 细调节器:位于粗调节器中间,转轮较小,在外有一升降刻度。

9. 镜台:为放置玻片的平台,中央有一圆孔,光线可通过此孔,镜台上装有玻片推进器。

10. 副镜面:由集光器和光圈两部分组成。

(1) 集光器:由多块透镜组成,用以集聚光线。

(2) 光圈:位于集光器下方,可任意缩小和扩大。

11. 光源:分为内光源和外光源两种。内光源位于镜座中间的圆柱形结构,内装有小灯泡,灯泡上面可放置各种滤色镜片。图 1 所示的显微镜为外光源,通过反光镜采集光线。

## (二) 显微镜的使用规则

1. 携取:右手握持镜臂,左手托住镜座。

2. 放置:镜臂向前、镜台向后,置座位偏左侧。

3. 对光:本显微镜光源不来源于外界自然光,而它本身有一电光源作为光源,因此插上电源插头后,打开开关,转低倍镜上观察,以视野内明亮度感觉舒适为宜。两目镜之间的距离可自行调节,如光源太强,观察时刺眼;如光源太弱,观察时有不舒服之感。

4. 装上组织切片:对光后,用粗调节器升高镜筒,将切片标本平置镜台上。(注意:盖玻片必须向上,否则用高倍镜观察时不能看清,并易压碎切片和损坏镜头。)然后将标本片移至圆孔中央。

5. 使用低倍镜,依下列步骤进行:

(1) 先将粗调节器往外转,并用双眼在镜侧看好,使镜筒慢慢下降至距玻片约 3mm 止。(注意:勿使镜头与玻片直接接触。)

(2) 双眼注视目镜,并将粗调节器向内转(使镜筒慢慢上升),至见到物像止。

(3) 转动细调节器,使物像达到最清晰为止。

(4) 如光线太强或太弱,或切片位置不当,均于此时调节校正。

(注意:低倍镜视野大而清晰,可以看清较多的结构,因此在观察和寻找组织器官时,尽量在低倍镜下用工夫。)

如欲观察细胞的结构,应用高倍镜,但在高倍镜视野中能看见的范围小,故在使用之前,必须在低倍镜下把要观察的部分先移到视野中央,再转用高倍镜。否则,在高倍镜下很难找到需要观察的结构。

6. 使用高倍镜:在低倍镜下将需观察的结构移至视野中央后,把高倍镜转至镜筒下方,再用细调节器调节焦距,即可得到清晰的物像。

7. 使用油镜:在使用油镜之前需做好两项准备:将油镜镜头和玻片用 1:1 乙醚纯酒精或二甲苯拭净。先用低倍镜和高倍镜找到需要观察的物体,并移至视野中央,接着:

(1) 先把镜头升高约 1cm。

(2) 油镜头转至镜筒下方。

(3) 滴香柏油一滴于切片上欲观察之处。(注意:滴香柏油时,勿产生气泡。)

(4) 两眼从侧面看镜头慢慢下降至镜头浸入油滴,但与玻片相隔 0.5mm 左右。

(5) 双眼注视目镜,并用细调节器调节至最清晰时止。(注意:使用油镜时,光线需强。)

(6) 油镜使用后,必须用擦镜纸抹去镜头和玻片上的油迹,然后再用少量 1:1 乙醚或纯酒精拭净。

8. 收藏:使用完毕,首先关掉电源开关,拔掉电源插头,移去玻片,再将镜头下降,把物镜转到两侧,然后转动粗调节器,使镜筒下降至最低处,最后放回橱内。

## (三) 显微镜的保护

1. 必须用两手来携取和送还显微镜,即用右手握住镜臂,左手托住镜座。

2. 使用时,勿使尘埃、湿气、水滴、药品等沾及显微镜的任何部位。

3. 目镜和物镜上遇到灰尘或污物时,禁止用口吹和手抹,以免损伤透镜,而需用擦镜纸或绸布擦净,如果干拭不净,那么用擦镜纸或绸布蘸一滴 1:1 乙醚纯酒精将污物拭去。

4. 严禁拆卸、调换、玩弄目镜和物镜,取用镜头时,手指切勿触及它。

5. 使用细调节器或推进器时勿用力过猛,以免受损。

6. 离开座位时,需将镜身推向桌子中央,以免撞翻。

## (四) 其他

1. 必须牢记"先低倍,后高倍,盖玻片向上"。

2. 显微镜放大倍数=目镜放大倍数×物镜放大倍数。

# 二、几种特殊光学显微镜

1. 荧光显微镜(fluorescence microscope):可用来观察标本内的自发荧光物质或荧光素染色或标记的结构,由光源、滤片系统和显微镜三部分构成。光源为高压汞灯,可产生短波的紫外光,受检标本内的荧光,取决于光源激发光的强度。细胞内的某些成分可与荧光染料结合而发出荧光,如溴乙啶与吖啶橙可与 DNA 结合而发荧光,以此进行细胞内 DNA 测定。荧光显微镜也广泛用于免疫化学研究,首先用荧光素标记抗体,然后用该标记抗体直接与细胞内相应抗原结合,以测定该抗原的分布。

2. 倒置相差显微镜(inverted phase contrast microscope):此种显微镜是把光源和聚光器

安装在载物台上方，物镜放置在载物台下方，这样可将细胞培养标本直接放在载物台上观察。相差显微镜是将活细胞不同厚度及细胞内不同结构对光产生的不同折射转换成光密度差异，使镜下结构反差明显，图像清晰。倒置相差显微镜常用于组织培养，能观察活细胞形态及生长情况。

3. 暗视野显微镜(dark-field microscope)：主要观察反差小或分辨力不足的微小颗粒。此种显微镜有一个暗视野集光器，使光线不直接进入物镜，故称暗视野。标本内的小颗粒产生的衍射光或散射光进入物镜，使暗视野中的小颗粒呈明亮小点。暗视野显微镜的分辨率可达 $0.004\mu m$，适用于观察细胞内线粒体的运动及液体介质中未染色的细菌、酵母、霉菌等微粒的运动。

4. 激光共聚焦扫描显微镜(confocal laser scanning microscope, CLSM)：CLSM 是 20 世纪 80 年代初研制成功的一种高光敏度、高分辨率的新型生物学仪器。它主要由激光光源、共聚焦成像系统、电子光学系统和微机图像分析系统四部分组成。此外，还附有外接探测器(由电脑进行遥控或图像传送)、高分辨率的彩色显示器、图像打印机和 35 mm 照相装置等。CLSM 可以更准确地检测、识别组织或细胞内的微细结构及其变化，也可对细胞的受体移动、膜电位变化、酶活性以及物质转运进行测定，并以激光对细胞及染色体进行切割、分离、筛选和克隆。

## 三、电子显微镜技术

目前，电子显微镜技术(electron microscopy)已成为研究机体微细结构的重要手段。常用的电子显微镜(简称电镜)有透射电镜(transmission electron microscope, TEM)和扫描电子显微镜(scanning electron microscope, SEM)。与光镜相比，电镜用电子束代替可见光，用电磁透镜代替光学透镜，并使用荧光屏将肉眼不可见电子束成像。

1. 透射电镜技术：透射电镜是以电子束透过样品经过聚焦与放大后所产生的物像，投射到荧光屏上或照相底片上进行观察。透射电镜的分辨率为 0.1~0.2nm，放大倍数为几万至几十万倍。由于电子易散射或被物体吸收，穿透力低，故必须制备更薄的超薄切片(通常为 50~100nm)。其制备过程与石蜡切片相似，但要求极严格。要在机体死亡后的数分钟内取材，组织块要小(1mm³ 以内)，常用戊二醛和锇酸进行双重固定树脂包埋，用特制的超薄切片机 (ultramicrotome)切成超薄切片，再经醋酸铀和柠檬酸铅等进行电子染色。

电子束投射到样品时，可随组织构成成分的密度不同而发生相应的电子发射，如电子束投射到质量大的结构时，电子被散射的多，因此投射到荧光屏上的电子少而呈暗像，电子照片上则呈黑色，称为电子密度高(electron dense)；反之，则称为电子密度低(electron lucent)。

2. 扫描电镜术：扫描电镜是用极细的电子束在样品表面扫描，将产生的二次电子用特制的探测器收集，形成电信号传到显像管，在荧光屏上显示物体(细胞、组织)表面的立体构像，可摄制成照片。

扫描电镜样品用戊二醛和锇酸等固定，经脱水和临界点干燥后，再于样品表面喷镀薄层金膜，以增加二次电子数。扫描电镜能观察较大的组织表面结构，由于它的景深长，1mm 左右的凹凸不平面能清晰成像，故样品图像富有立体感。

3. 冷冻蚀刻复型术：冷冻蚀刻复型(freeze-etching replica)是电镜样品的一种制备技术，以显示细胞、组织微细结构的立体构像。其样品制备步骤如下：

（1）冷冻：先把组织浸入含有 20%~30%甘油生理盐水的冷冻保护剂中，以提高冷冻速度和防止冰晶形成，然后把组织放入液氮(-196℃)内快速冻结；

（2）断裂：在低温真空下，把冻结的组织用钢刀劈开，断裂面常为组织、细胞的薄弱部位，如膜脂质双分子层的疏水极之间余下部分的表面要观察的部位；

（3）蚀刻：在真空下将温度回升到-100℃，使断裂面的冰升华，形成凹凸不平的形态；

（4）复型：在断裂面以 45°角喷镀一层铂膜，以增加图像的反差和立体感，再喷镀一层碳膜以加固铂膜。然后用次氯酸钠等腐蚀液除去组织，捞取复型膜在透射电镜下观察。

冷冻蚀刻复型技术是研究细胞膜相结构的重要手段。细胞膜的双层类脂质层被劈分开后，其外层的内表面称胞质外面或 E 面(extracellular face, E-face)；其内层的外表面称胞质面或 P 面(plasmic face, P-face)；在 P 面常可见许多直径 6~9nm 的膜内粒子，而 E 面则较少。一般认为膜内粒子是细胞膜和细胞内膜相结构中的镶嵌蛋白质粒子的图像，膜内粒子的数量与分布随膜的功能状态而变化。因此，可应用冷冻蚀刻复型术研究膜结构与功能的关系。

4. 冷冻割断术(freeze cracking)：将固定组织经过处理后，置于特制的冷冻台上，浸于二甲基亚砜中，低温下将组织割断，断面喷镀合金，在扫描电镜下观察组织结构断面的立体图像。

# 第四节　人体形态学实验方法学

## 一、组织切片的一般制作方法

### （一）制片方法的种类

在实验教学中所观察的组织切片种类较多，各种组织切片所采取的制片方法种类也有所不同，主要有以下几种：

1. 切片标本：此种组织标本制片法是组织学研究中应用最为广泛的基本方法。根据所用的支持物质不同，切片方法可分为石蜡包埋切片、火棉胶包埋切片和冰冻切片，尤以石蜡包埋切片最常用。在制作石蜡和火棉胶包埋切片的过程中，组织都得经过取材、固定、脱水、透明、石蜡或火棉胶包埋、切片、染色和封固等步骤。而冰冻切片只经过取材、固定、冰冻、切片、染色和封固等步骤。后者通常用于组织化学研究。

2. 涂片标本：把人体内液态的组织成分如血液、骨髓或内脏器官的排出物如精液、阴道脱落细胞等直接涂抹在载玻片上，经固定和染色制成组织标本。涂片标本用以观察细胞的形态及其微细结构。

3. 铺片标本：将膜状组织结构如大网膜、肠系膜或皮下疏松结缔组织、神经丛等结构成分伸展后平铺于载玻片上，经固定、染色和封固等步骤制成组织标本。铺片标本主要用于观察各种结构成分的整体形态和微细结构。

4. 磨片标本：把坚硬的骨和牙，不经脱钙而直接磨成薄片，不染色或经过染色后封固制成标本，如骨磨片、牙磨片等。

5. 压片标本：将小块组织经药物处理、染色后，用盖玻片压平于载玻片上所制成的标本,如运动终板、肌梭等,用以观察其结构的整体形状。

6. 分离标本:把组织块浸入化学药品分离液内,分解细胞间质,使细胞分离,再染色和封固制成组织标本,即可观察单个完整的细胞,如肌纤维、神经元等。

7. 血管注射标本:将卡红、普鲁士蓝、墨汁等染料加明胶配制成染色液注入血管内,然后取材、固定、包埋、切片和封固所制成的标本,如肝、肾、肺、小肠等血管注射切片标本,以观察这些器官的血管分布特点。

8. 整体装片标本:将很小的动物或早期胚胎,经固定、染色和封固制成的标本,例如鸡胚整体标本,以观察胚体的表面立体形态特征。

9. 活体标本:指光镜下直接观察活细胞或组织的形态和动物状况的标本,如精子运动、纤毛运动等。

## (二) 制片方法及主要操作程序

组织标本的各种制片方法在具体操作上虽然有所不同,但其主要操作程序是类同的,都需要经过取材、固定、染色和封固等主要步骤。如果是切片标本,则需要增加一个切片步骤。现把各种制作方法归纳为切片法和非切片法两大类,并将主要操作程序归纳成图 2。至于详细操作过程,可查阅有关技术书籍。

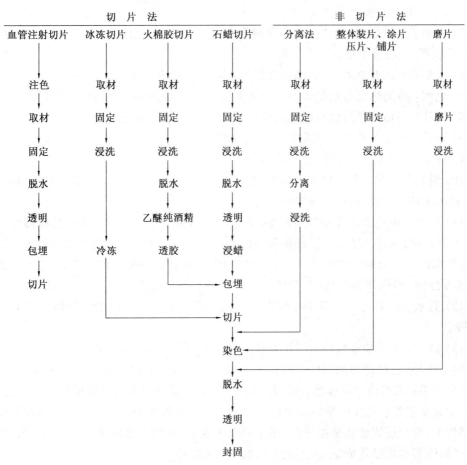

**图 2 制片方法和主要操作程序**

### (三) 几种常用的染色方法

在自然状态下绝大多数组织是无色、不透明的,需要相应的方法制成薄片,再经过染色和透明后才能在显微镜下观察。

组织制片中最常用的方法是石蜡包埋切片,经苏木素(Hematoxylin)和伊红(Eosin)染色(简称 HE 染色)切片,通常称之为普通染色切片或常规染色切片。

除此以外的其他各种染色方法均称为特殊染色。现对几种常规制片染色方法的制作过程详细介绍如下,并举一反三地列举了其他几种常用的特殊染色方法,使同学对实验中将要观察的组织标本的染色和制作过程有所了解。

1. 石蜡包埋切片与 HE 染色法

(1) 取材:材料愈新鲜愈好,以防组织的死后变化。组织块厚度不应超过 0.5cm。

(2) 固定:将组织块放入 10%福尔马林、Bouin 液等固定剂中固定 24 小时,使组织细胞的蛋白质变性,以保存其原有的形态。

(3) 浸洗:固定后须经流水或酒精洗涤,直至组织内的固定剂洗净为止,一般约 24 小时。

(4) 脱水:经过 50%、70%、80%、90%、95%、100%各级酒精脱水,每级为 2~6 小时,其目的在于除去组织中的水分,代之以酒精。

(5) 透明:组织脱水后,浸入二甲苯内直至透明为止,使组织中的酒精被透明剂取代后才能浸蜡包埋,一般为半小时至 2 小时。

(6) 浸蜡:放入温热熔融的石蜡内浸透数小时,通常为 2~4 小时即可。

(7) 包埋:将温热之石蜡倒入一定形状的容器内,使组织凝固其中,以待切片。

(8) 切片:用切片机将含有组织的蜡块切成厚度为 5~8μm 的薄片。

(9) 贴片与烘干:在清洁的载玻片上匀涂微量蛋白甘油,再滴上数滴蒸馏水,并将蜡片置于水面上,在烘片台上使蜡片展平后烘干。

(10) 脱蜡与入水:切片浸入二甲苯内 10~20 分钟,再依次经过 100%、95%、90%、80%、70%酒精冲洗各 5 分钟,然后入蒸馏水 2 分钟。

(11) 染色:切片放入苏木精染液 5~10 分钟→自来水洗 2 分钟→0.5%盐酸溶液分色数秒钟(光镜下检查胞核呈浅红色,细胞质及胶原纤维几乎无色)→蒸馏水洗→流水冲洗半小时→蒸馏水冲洗 1 分钟→70%、80%、90%酒精冲洗各 5 分钟→0.5%伊红染液(以 90%酒精为溶剂)3~5 分钟→95%酒精分色(至无红色自组织上脱下为止)。

(12) 脱水:已染色的组织切片依次放入 95%酒精 1~2 分钟→100%酒精 (Ⅰ)、(Ⅱ)各 10 分钟。

(13) 透明:切片脱水后放入二甲苯(Ⅰ)、(Ⅱ)、(Ⅲ)内,每道各 10 分钟。

(14) 封固:将已透明的组织切片从二甲苯中取出,滴加树胶,盖上盖玻片封存。

染色结果:细胞核呈紫蓝色,细胞质和细胞间质的某些有形成分则呈粉红至红色。

2. 镀银染色法:机体中某些组织结构成分,经硝酸银处理后形成细小的银微粒附着在组织结构上,再经还原使其呈棕黑色,便于光镜下观察。此法主要用于显示网状纤维、嗜银细胞、神经组织等组织结构成分,应用范围仅次于 HE 染色。

3. Wright 染色法:常用于血涂片的制作。

4. 活体染色法：把无毒或毒性很小的染料(如台盼蓝、墨汁等)注射到动物体内,通过巨噬细胞的吞噬作用,将染料吞噬于细胞内,以此识别巨噬细胞。

## 二、实验方法及基本要求

### (一) 观察

本课程的实验标本主要是切片,观察切片时,对每张切片都应按照实验指导,先用低倍镜将切片全部观察一遍,然后选择适当的部位转高倍镜仔细观察。

显微镜下看到的形态结构往往和理论上所描写的情况并不完全一样, 其原因大致有如下几种:

1. 出现情况不同,其形态结构可能产生差异。如腺细胞一般呈立方形,但充满分泌物时,细胞可变为柱形;分泌物完全排出时,则可变成低立方形,甚至是扁平形。

2. 由于切面关系,在立体结构的不同切面上,其形态不可能全部一样。在理论讲解时,我们总是以全面、立体的观点加以介绍,但在实际观察切片时,由于切面限制,我们只能看到立体结构的一个切面,如图 3 所示。

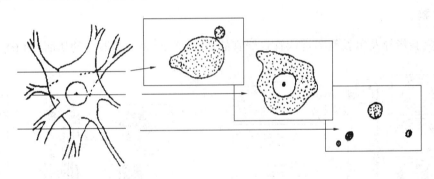

图 3 神经细胞的不同切面,有不同表现

3. 由于染色的限制,在理论上所描述的组织结构,不能用 HE 染色显示出来,而要通过各种特殊染色才能加以补充显示,如肥大细胞、神经元纤维、小肠内的嗜银细胞等。

4. 由于人工伪像的干扰,活细胞或组织在制片过程中会受到某些因素的影响,例如脂肪细胞的脂滴被溶后形成空泡,软骨细胞的皱缩现象,组织结构之间的裂隙以及染料残渣、刀痕、气泡等都属于人工伪像,观察时应注意加以识别。

### (二) 绘图

为加强记忆,选择某些重点切片,在仔细观察的基础上进行绘图。绘图时要求做到:
1. 科学性：所绘结构和文字说明应当概念清楚,正确无误。
2. 真实性：力求反映镜下所见的真实微细结构,颜色应尽量与其相应。
3. 特征性：图中应突出所观察的细胞、组织或器官的结构特征。
4. 艺术性：图面设计、大小比例、颜色深浅、线条粗细等都应合理适当,要有艺术感。

5. 认真程度：一幅图的质量和认真程度如何，可以反映同学的学习态度是否端正。图4示范绘图记录格式。

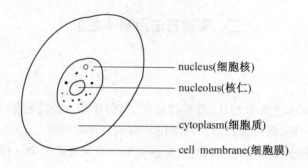

图4 绘图格式示范

绘图过程中注意用相应的彩色笔，例如 HE 染色切片，可用蓝色绘胞核，红色绘胞质。绘好图后，将各种结构引出标线，用铅笔分别用中英文标明内容，标线要平行整齐，图下面应注明标本名称、染色方法、放大倍数。

### (三) 示教

按实验指导及示教简图辨认管状器官的切面(图5)和束状器官的切面(图6)。

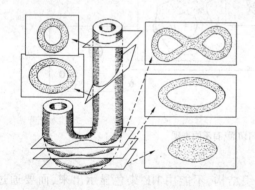

图5 管状器官的不同切面

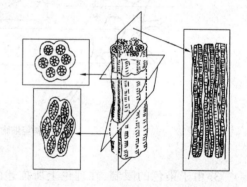

图6 束状器官的不同切面

### (四) 电镜图片观察

认识重点内容的超微结构。

1. 透射电镜图像的观察：着重观察细胞膜、细胞外形，细胞器和细胞核的超微结构。

2. 扫描电镜图像的观察：着重于细胞、组织或器官表面的形成结构及整体、立体关系。

### (五) 观看录像

了解一些基本实验操作，进一步深化理论内容的理解。

## 三、组织化学与免疫组织化学

### (一) 组织化学

组织化学(histochemistry, HC)技术的基本原理是,在组织切片上或被检材料上加一定试剂,使它与组织或细胞中待检物质发生化学反应而成为有色沉淀物,然后用显微镜进行观察;若为重金属沉淀,可以用电镜观察,称电镜组织化学(electron microscope histochemistry)。这种方法可用于检测细胞内的酶类、糖类、脂类、核酸等。如进一步应用显微分光光度计等测定标本中沉淀物的强度,则能较精确地进行定量研究。

1. 糖类显示法:最常用于显示细胞、组织内的多糖和蛋白多糖的方法是过碘酸-雪夫反应(periodic acid–Schiff's reaction, PAS 反应)。其基本原理是:糖被强氧化剂过碘酸($HIO_4$)氧化后形成 2-醛基;后者与 Schiff 试剂中的无色品红亚硫酸复合物结合,形成紫红色反应产物,PAS 反应阳性部位即表示多糖的存在(参见彩图 1)。

2. 酶类显示法:细胞内含有多种酶,每一种酶可催化一定的化学反应。酶的显示法是通过显示酶的活性来表明酶的存在,而不是酶的本身。将具有酶活性的组织放入含有一定底物的溶液中孵育,底物经酶的作用形成初级反应产物,它再与某种捕捉剂反应,形成显微镜下可视性沉淀,即最终反应产物。

如欲显示细胞内的酸性磷酸酶,则可先将切片放入含有酶底物(常用 β-甘油磷酸钠)的溶液(pH5.0)中孵育,底物经酶的作用,水解并释放出磷酸;用捕捉剂硝酸铅与磷酸反应,形成微细的磷酸铅沉淀,此时,可在电镜下检出;如再用硫化铵处理,磷酸铅被置换成硫化铅沉淀,可在光镜下观察到。

3. 脂类显示法:脂类物质包括脂肪与类脂。标本可用甲醛固定、冷冻切片,用油红、苏丹 Ⅲ、苏丹 Ⅵ、苏丹黑 B、尼罗蓝等脂溶性染料染色;亦可用锇酸固定兼染色,脂类呈黑色。

4. 核酸显示法:显示 DNA 的传统方法为 Feulgen 反应。切片先经稀盐酸处理,使细胞内的 DNA 水解,打开 DNA 分子中脱氧核糖核酸和嘌呤碱之间的连接键,使其释放出醛基,再用 Schiff 试剂处理,形成紫红色反应产物。

如用甲基绿-派若宁反应,可同时显示细胞内的 DNA 和 RNA,甲基绿与细胞核中的 DNA 结合呈蓝绿色,派若宁与核仁及胞质内的 RNA 结合呈红色。

### (二) 免疫组织化学

免疫组织化学(immunohistochemistry, IHC)是将免疫学基本原理与细胞化学技术相结合所建立起来的新技术,根据抗原与抗体特异性结合的特点,检测细胞内某种多肽、蛋白质及膜表面抗原和受体等大分子物质的存在与分布。肽类与蛋白质种类繁多,均具有抗原性,当将人或动物的某种肽或蛋白质作为抗原注入另一种动物体内时,则产生与该抗原相应的特异性抗体(免疫球蛋白);将抗体从血清中提出后,结合上某种标记物,即成为标记抗体。用标记抗体与组织切片标本孵育,抗体则与细胞中的相应抗原发生特异性结合,结合部位被标记物显示,则在显微镜下观察到该肽或蛋白质的分布。用荧光素(常用异硫氰酸)标记抗体,并于荧光显微镜下观察,称免疫荧光术。如抗体与辣根过氧化物酶(horse radish peroxidase, HRP)等结合,进行酶显示后,可在光镜或电镜下观察。若用电镜观察,则称为免疫电镜术(immunoelectronmicroscopy)。此外,以铁蛋白标记抗体,称铁蛋白标记法,也能用于电镜下观察。

标记抗体与抗原结合的方式主要有两种:① 直接法:用标记抗体与抗体中的相应抗原直接结合。此法操作简便,特异性高,但敏感性较差,可用于检定未知抗原。② 间接法:先用未标记的具有特异性的第一抗体与样品中的相应抗原结合,然后再以标记的第二抗体与特异性的第一抗体结合;第二抗体是用第一抗体作为抗原注入另一动物体内诱导产生的抗体,然后再结合以标记物。通过这样的放大作用,使抗原分子上的标记物大大增多,故间接法较直接法的敏感性大为增高,约高5~10倍,应用更为广泛。间接法中较常用的,如过氧化物酶-抗过氧化物酶复合物法(peroxidase anti-peroxidase complexmethod, PAP 法),该法除需一抗和二抗外,还需要制备 HRP 标记的抗酶抗体,即以 HRP 作为抗原免疫动物,制成抗 HRP抗体,再以 HRP 标记该抗体,制成稳定的环形 PAP 复合物。标本先后经一抗、二抗和 PAP 复合物处理后再以 DAB 显色抗原存在部位可见棕黄色产物。

近10年来,免疫细胞学技术有了很大进展,各种新方法相继建立。单克隆抗体(monoclonal antibody)制备技术极大地提高了抗体的特异性与免疫组化染色的精确性。继PAP 法之后由于生物素-亲合素等试剂的应用,为检测微量抗原、受体、抗体提供了更精确的技术。目前常用的生物素-亲合方法有:标记亲合素-生物素法(labelled avidin-biotin method, LAB 法)、桥连亲合素-生物素法(bridged avidin-biotin method, BAB 法)及亲合素-生物素-过氧化物酶复合物法(avidin-biotin-peroxidase complex method, ABC 法);现在市场上有配制成的 ABC 药盒供应,使用简便,是目前广泛应用的一种方法。

# 第五节　人体形态学实验的教学要求

学习人体形态学必须以探索和掌握形态特征为主,然而,形态不是孤立静止的,故学习时应该运用进化发展的观点、形态与功能结合的观点、局部与整体统一的观点和理论联系实际的观点来观察与研究人体的形态构造,这样才能正确地、全面地认识人体的形态。

人体形态学名词多、描述多是其特点,那种脱离标本实物、死记硬背的方法是难以学好的。在学习过程中要逐步地学会动手解剖,准确地辨认所解剖或观察到的结构,注意分析归纳以理解其形态特征,在理解的基础上进行记忆。重视实验(对尸体解剖、组织切片、模型等的学习),加深印象。

端正学习态度,认真进行尸体解剖,珍惜爱护尸体和标本。不怕脏,不怕累,不怕异味刺激。勤动手,善观察,多动脑。

认真做好预习,了解要实验的内容和重点以及实验程序,做到心中有数。

实验进程中严格按照操作的要求和顺序进行。对尸体标本,既要解剖清楚,充分暴露,又不可盲目切割,任意行事。

实验中要相互帮助,在教师的指导下展开讨论,解决学习中的重点、难点和疑点。

## 第六节 人体形态学实验与医学伦理

人体形态学实验是以人体标本为主要实验材料,属于人体实验范畴。由于人体实验在现代医学和医学研究中有着极其重要且不可替代的作用和地位,所以现代人体实验的道德争议已不在能不能在人体上进行实验,而在于如何进行人体实验,杜绝滥用。

在历史上,我国由于封建社会伦理道德的长期统治和影响,尸体解剖是被禁止的,被认为是大逆不道的事情。所谓"身体发肤,受之父母",损坏了就是"不孝",而毁人尸体,更是不合封建的仁义之道。据《南史·顾凯之传》记载:一妇女因遵丈夫遗嘱,解剖了丈夫的尸体,结果以"伤夫五脏不道"的罪名被判刑,子不能劝阻,竟以"不孝"之罪被杀头。因此,我国虽早在2000多年前的医书中就有关于人体解剖的位置的粗略描述,到近代也有像王清任那样敢冒不讳的医家在坟山弃尸身上作解剖的探求,但却由于封建伦理道德的长期影响和束缚,尸体解剖一直被认为是不道德的事,因而人体解剖在我国一直没有能够发展成为一门独立的学科,这给祖国医学的发展带来了一定的局限性。

在中世纪的欧洲,由于教会的统治和禁令,人体解剖同样被视为有违圣经,属于不道德的行为而被禁止。长期以来,人们只能凭借直观和臆测来解释一些病理生理现象,其中不可避免地夹杂有许多错误的成分。

近代医学是随着资本主义的兴起而发展起来的。资产阶级在反对中世纪宗教统治中提倡科学和理性,主张人的自由解放,这对于医学的发展有着积极的影响,使医学从神学的束缚中解放出来。一些医学家冲破了教会的禁令,用唯物主义的观点对人体进行解剖和研究。16世纪比利时医学家维萨里敢于向宗教神权挑战,在进行尸体解剖的基础上,出版了《人体构造》一书,用事实验斥了圣经上关于"上帝抽出亚当的一根肋骨而创造了夏娃"的传说,纠正了古希腊盖伦学说的200余处错误,给了人们新的人体科学认识,使解剖研究工作得到了公认,成为近代人体解剖学的奠基人。原来认为尸体解剖是不道德的观点,在科学的发展中有了较快的改变。到今天,这种用于医学目的的尸体解剖再也不会被人们视为不道德的了,更有一些人出于对发展医学科学事业的关心,自愿在死后将遗体捐献给医学研究,博得了社会的敬重和赞誉。

人体解剖的发展对尸体的需求,以及现代医学发展中器官移植的需要,产生了尸体和移植体的来源问题。这中间存在着医学道德与医学科学发展的矛盾。目前,西方资本主义社会都是以征购、出售、捐赠、交换等几种办法作为尸体和移植体的来源。怎样是合乎道德的,哪些是不合乎道德的,都是需要研究解决的问题。随着我国医学科学的发展,这类问题也已经碰到,需要以正确的道德原则来加以协调。

毫无疑问,经死者生前自愿或死者亲属同意作为捐赠的尸体和器官,在办理合法手续后再进行尸体解剖或采用某种器官用作医学目的的,应该说是合乎道德的。反之,如果不经死者生前或死后家属的同意,又未办理合法手续或由特定部门批准,而擅自进行尸体解剖和摘取器官的,应该说是不合乎道德的。当然,当医学上需要作解剖,对医学发展有利,而死者家属不同意时,仍要依靠医务工作者做科学的说服工作,在坚持知情同意的医学道德原则下给予妥善处理。

社会主义医德反对那种尸体一点动不得的封建伦理道德观念，因为它不利于医学科学的发展，但是这不等于说可以不尊重尸体，不尊重死者生前或死后亲属正当的意愿。从发展医学，维护人类利益出发，社会主义医德要求爱护尸体和尊重尸体，特别对自愿捐献者来说，更应予以尊重。因为，无论是捐献的还是有价提供的，他们都为医学科学的研究和发展作出了贡献。认识这点，对于医学院校学生来说是十分必要的。在尸体解剖过程中，应当保持严肃认真的态度，秩序井然，不可嬉笑，体现出作为一个医务人员应有的道德修养，培养自己应有的良好学风和在将来工作中对待病人极端负责的态度。在社会主义社会，如何对待尸体和器官移植体的来源问题，应该既有利于医学科学的发展，又必须符合社会主义医德要求的原则，坚持两者的辩证统一。

在我们进行人体实验时，实验的对象是多层次的。从纵向看包括了胚胎、胎儿、新生儿、儿童、成年人、老年人，从横向看有正常人(包括男人、女人)，以及各类不同疾病的患者，也有一些特殊人员，如收容人员和囚犯等。不同的人体实验对象在生前所体现的道德价值可能是不一样的，但是有一点是共同的，即在人体实验时必须保护和尊重人体的价值和尊严。

在实验中，每个实验者，包括教师、学生和技术人员都必须尊重和爱护人体材料，严禁肆意损毁和破坏。这不仅是尊重尸体和人体材料贡献者，而且体现了实验者的价值观和道德观。

# 第七节　实验室规则与制度

## 一、实验室规则

1. 实验室应保持安静和整洁，做到讲文明，以提高教学和实验效果。
2. 实验室提供每人一个座位、一架显微镜和组织学切片，同学们应按自己的编号取用。
3. 实验前应先检查所用的显微镜和切片是否完好，如有损坏，立即报告教师和登记，以便检查和补充。
4. 显微镜属贵重仪器，严禁私自更换显微镜和拆卸镜头。
5. 组织学切片不得乱弄，必须小心爱护，如果打碎，则需赔偿。
6. 实验完毕后，应把显微镜、组织切片等放回原处，并及时打扫卫生，以保持室内整洁。
7. 爱护公物，包括桌子、凳子、门窗、日光灯、镜柜等一切公共财物。

## 二、实验注意事项

### (一) 实验前——做好准备工作

1. 上实验课前，必须先复习好理论和预习实验指导，以便正确利用实验时间，提高实验效率。
2. 实验前应带实验指导、实验报告、铅笔(普通 HB 铅笔及红、蓝色笔各一支，禁止使用水彩笔)、橡皮等进入实验室,所用铅笔应预先削好。

3. 实验前先检查所用之显微镜和标本片,是否有破损和缺失。

## (二) 实验时——认真做好实验

1. 实验时讲文明,不迟到,不早退,爱护公共财物。

2. 实验时,按实验指导进行实验,按时完成作业。如实验已完,仍应留在实验室内复习组织学切片,不得随意离开实验室。

3. 实验时不私自更换显微镜,不拆卸镜头,不损坏切片等。

4. 示教标本不得随意移动。

5. 显微镜镜头如不清洁,可用擦镜纸擦拭,但要注意节约。禁止用手指或手帕等擦显微镜镜头。

## (三) 实验后——做好清洁工作

1. 实验结束,将实验报告交给老师。

2. 实验后应把显微镜和组织学切片放回原处,并把实验室整理干净。

# 三、物品管理制度

## (一) 损坏组织切片和大体标本

制作组织切片和大体标本是需要成本的,因此应当珍惜。随意损坏组织切片和大体标本应当适当予以赔偿。组织切片赔偿价为每张拾元。大体标本的损坏赔偿视标本损坏情况以及标本珍贵程度而定。

## (二) 损坏显微镜

显微镜是观察组织微观结构的重要工具,属于精密仪器,应当爱护和小心使用。若造成显微镜镜头或其他部件损坏,由形态实验中心酌情议定赔偿价格。

## (三) 损坏实验室其他公物

如桌凳、门窗等公共财物因不遵守课堂秩序损坏者,应报有关部门议价赔偿。

(陈季强 杨友金 朱 晞)

# 第二部分　人体形态学实验基础 ▶▶▶

## 第一章　基本组织学实验

### 实验一　上皮组织
(EPITHELIAL TISSUE)

**【实验目的和要求】**

1. 掌握单层扁平、单层柱状、复层扁平、假复层纤毛上皮的光镜结构及其分布。

2. 掌握上皮细胞在电镜下的特殊结构及细胞间的连接。

3. 了解变移上皮的结构特点。

**【实验用品和标本】**

组织切片。

**【实验内容和方法】**

上皮组织是由大量紧密排列的上皮细胞和少量的细胞间质所组成。根据上皮细胞的形态和排列层次可把上皮分为各种类型的单层上皮和复层上皮。

## 一、切片观察

### (一) 单层扁平上皮(simple squamous epithelium)

1. 表面观

切片名：蛙的肠系膜平铺标本，AgNO₃染色。

$\quad$目$\quad\quad$的：认识单层扁平上皮表面观的形态特点。

肉眼观察：标本小，呈浅褐色，厚薄不一，颜色深浅不同(参见彩图2)。

低倍观察：选择标本最薄处，即染成浅黄色的区域进行观察。主要特点是：① 细胞紧密排列，呈多边形互相镶嵌；② 细胞间呈锯齿形或波浪形的黑线即细胞间质；③ 细胞核呈椭圆形，色浅。

高倍观察：在低倍镜下观察到的各种结构更为清楚。有时可见核偏位，这是因为铺片时牵拉标本所致。

2. 侧面观

切片名：人小肠纵切面，HE染色。

目　　的：认识单层扁平上皮(间皮,mesothelium)的侧面观(参见彩图3),结合示教的单层扁平上皮表面观,建立起单层扁平上皮的整体概念。

肉眼观察：这是人小肠纵切面,呈长方形,切片一边平整,即间皮面；相对的一面高低凹凸不平,为黏膜面,可观察单层柱状上皮,如图7所示。

低倍观察：在切片平整面,见到一条细长红线,即间皮,它是一层很薄的结构,胞质染成红色,细胞界线不清楚,并且一端游离,另一端与结缔组织连接。

高倍观察：间皮细胞有核部位较厚,细胞核呈较扁的椭圆形,紫蓝色,核与核之间相隔一定距离。若见细胞核呈圆形并紧密排列在一起,这是取材时人为造成间皮皱缩而致,若局部无间皮见到,这是制片过程中间皮脱落所致。

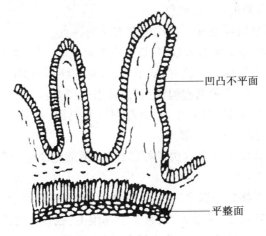

图7　小肠纵切面

## (二) 单层柱状上皮(simple columnar epithelium)

切 片 名：人小肠纵切面,HE 染色。

目　　的：认识单层柱状上皮的形态特点及纹状缘。

低倍观察：

(1) 先用肉眼连同低倍镜观察切片高低不平一面；

(2) 在高低不平侧的表面可见一层排列整齐的细胞就是单层柱状上皮(参见彩图4)；

(3) 上皮一面朝向肠腔,这是游离面,另一面和结构组织相连即基底面,挑选结构清楚的上皮用高倍镜观察。

高倍观察：

(1) 上皮由一层柱状细胞紧密排列而成；

(2) 上皮细胞核呈椭圆形,垂直并近基膜一端,注意核和胞质在体积上的比例(为何单层上皮偶可见多层胞核？)；

(3) 柱状细胞之间夹有少量空泡状的细胞,即杯状细胞,其核呈三角形,色深位于基底端；

(4) 在柱状上皮游离面上可见一条折光率强、均质红线状的纹状缘(striated border,电镜下纹状缘为何种结构？)。

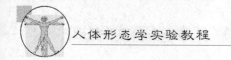

### (三) 单层立方上皮 (simple cuboidal epithelium)

切 片 名：甲状腺，HE 染色。

目　　　的：掌握单层立方上皮的形态结构特点。

低倍观察：可见许多大小不等的甲状腺滤泡，滤泡腔中含有红色的胶状物。

高倍观察：选择典型的滤泡进行观察，滤泡上皮细胞呈立方形，细胞界线不太清楚，细胞质染成粉红色，胞核圆形，位居细胞中央，染成紫蓝色。

### (四) 假复层纤毛柱状上皮 (pseudostratified ciliated columnar epithelium)

切 片 名：人气管横切面，HE 染色。

目　　　的：掌握假复层纤毛柱状上皮的形态结构特点。

肉眼观察：在游离面可见细胞核较多、被染成紫蓝色的一层，即为假复层纤毛柱状上皮。

低倍观察：上皮细胞染成紫蓝色，高低不等，细胞界线不明显(参见彩图 5)。

高倍观察：可见上皮由四种细胞构成，形态特点分别为：

(1) 柱状细胞：数量最多，形似柱状，顶部到达游离面，在其表面可见有一排纤细而整齐的纤毛，胞核椭圆形，位于细胞上部。

(2) 杯状细胞：柱状细胞间夹有少量杯状细胞，顶部胞质呈白色空泡状，有时可呈浅蓝色，核位于细胞基部。

(3) 梭形细胞：位于杯状细胞之间，胞体呈梭形，胞核椭圆形，位于细胞中央。

(4) 锥形细胞：细胞较小，呈锥体形，紧贴于基膜上，胞核靠近细胞基部。

(5) 以上四种细胞的基部均附着于基膜上，但由于核的排列高低不一，形似复层，故称为假复层。

(6) 上皮的基膜厚而明显，呈浅红色，均质而发亮，并与结缔组织相连。

### (五) 复层扁平上皮 (stratified squamous epithelium)

切 片 名：人食管横切面，HE 染色。

目　　　的：认识复层扁平上皮各层细胞的形状和排列规律。

肉眼观察：在食管横切面上，腔面弯弯曲曲呈紫蓝色的厚层部分，即为复层扁平上皮。

低倍观察：如图 8 所示，在食管腔面找到厚而染色深的上皮，由多层细胞组成，近表面几层细胞为扁平状，上皮与结缔组织的交界面(即基底面)呈波浪形，而游离面较平整(参见彩图 6)。

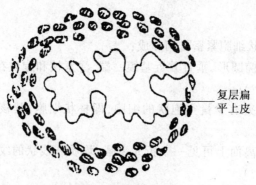

复层扁平上皮

图 8　复层扁平上皮

高倍观察:从上皮的基底层逐渐推向表层,其形态特点是:

(1) 基层,细胞小,呈低柱状,排列成一层,胞核椭圆形,染色较深,胞质少(此层细胞有何功能意义?);

(2) 中层,细胞不断增大,逐渐变为多边形,排列成数层,细胞界线清楚,核大而圆,位于中央,胞质染色浅,并逐渐过渡为表层的扁平形;

(3) 表层,细胞扁平形,核扁圆形,与表面平行排列,细胞逐渐退化而结构不清。

## (六) 变移上皮(transitional epithelium)

切 片 名:人膀胱收缩状态的切面,HE 染色。

目　　的:认识变移上皮的形态特点。

低倍观察:

(1) 上皮细胞有好几层,从基底到表层,细胞由小到大;

(2) 最表面的细胞称盖细胞,细胞较大,呈立方形,染色深,有的可有 2 个核。盖细胞的形态随器官的舒张和收缩而变化;

(3) 上皮基底面较平整。

高倍观察:仔细观察变移上皮各层细胞。

# 二、录　像

组织学制片方法,组织学研究方法。

# 三、示　教

**腺上皮和腺末房**

人气管壁的混合腺,HE 染色。

目的:认识腺末房(腺泡分泌部)和导管的结构特点。

观察:

(1) 腺末房一般呈圆形泡状或短管状的结构。每个末房均由一层锥体形的腺细胞围成。

(2) 浆液性腺末房(serous alveolus):呈紫红色,胞质染色较红,核圆、位于细胞基部。

(3) 黏液性腺末房(mucous alveolus):呈灰白色(因胞质内的黏性物质在制片过程中被溶解而造成),核扁,位于细胞基部。

(4) 混合性腺末房(mixed alveolus):由上述两类腺细胞共同组成,常见的形式为黏液性腺末房的末端附有数个浆液性腺细胞,切片中呈半月形,故称腺半月(demilune)。

(5) 腺末房上部有时可切到导管(其上皮与腺上皮有何不同?),在接近气管上皮时渐移行为假复层纤毛柱状上皮。

## 四、电 镜 图 像

1. 微绒毛(microvilli)纵、横切面

目的：掌握微绒毛纵、横切面的超微结构特征。

观察：

(1) 微绒毛纵切面的超微结构。

(2) 微绒毛横切面的超微结构。

(3) 肠上皮细胞侧面还可见细胞连接的超微结构。

2. 纤毛(cilia)纵、横切面

目的：熟悉纤毛的超微结构特征。

观察：可见纤毛纵、横切面和微管、基体等超微结构。

3. 连接复合体(junctional complex)

目的：了解连接复合体的超微结构。

观察：紧密连接(tight junction)、中间连接(intermediate junction)、桥粒(desmosome)、缝隙连接(gap junction)等超微结构。

（杨友金　陈季强）

# 实验二　结缔组织
## (CONNECTIVE TISSUE)

**【实验目的和要求】**

　　1. 掌握疏松结缔组织中的胶原纤维、弹性纤维及成纤维细胞、巨噬细胞、浆细胞、肥大细胞的光、电镜下的结构并联系其功能。

　　2. 掌握致密结缔组织、脂肪细胞及网状纤维的光镜结构。

　　3. 掌握透明软骨、骨组织及骨密质的光镜结构。

　　4. 掌握纤维软骨、弹力软骨的光镜结构;了解骨发生的基本过程。

**【实验用品和标本】**

　　组织切片。

**【实验内容和方法】**

　　结缔组织由大量细胞间质和散布其中的各种细胞所组成,细胞间质包括基质和纤维。结缔组织的类型很多,广义的概念包括液态的血液、胶态的固有结缔组织和固态的软骨和骨,一般所称的结缔组织是就固有结缔组织而言的。

# A. 固有结缔组织

## 一、切片观察

### (一) 疏松结缔组织(loose connective tissue)铺片

　　切　片　名:大白鼠皮下结缔组织伸展片,台盼蓝活体注射,Weigert + HE 染色。

　　目　　　的:认识结缔组织部分纤维和细胞。

　　肉眼观察:伸展片呈紫红色,选择较透亮区域观察。

　　低倍观察(参见彩图 7):

　　(1) 胶原纤维(collagenous fiber):淡红色,粗细不等、数量多。

　　(2) 弹性纤维(elastic fiber):多单根走行,细丝状,有分支,常见断端卷曲成波浪形(为什么?),折光性强,染成紫蓝色,数量少。

　　(3) 胶原纤维和弹性纤维互相交织成网,网间空隙处即基质,网间还散在着许多结缔组织细胞。

　　高倍观察:

　　(1) 成纤维细胞(fibroblast):数量多,胞体较大呈扁平状,有细长突起,细胞界线不甚清楚。核大呈卵圆形,色浅,胞质内一般没有吞噬染料颗粒。

　　(2) 巨噬细胞(macrophage):细胞形态不一,有不规则的突起,核较小而染色深,呈圆或椭圆形,胞质内含有大小不等的蓝色吞噬颗粒。

### (二) 疏松结缔组织(loose connective tissue)

　　切　片　名:人小肠纵切面,HE 染色。

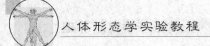

目　　的：认识疏松结缔组织在器官切面上的结构特点,因它分布广,今后在观察各器官时经常碰到,所以要仔细观察。

肉眼观察：小肠切片中浅红色部分为疏松结缔组织。

低倍观察：在切片中找到淡红色松散处,即疏松结缔组织,它由许多长短不一方向不同的纤维断面交织成网状结构,结缔组织细胞核散在其间。此外,还有许多大小不等的空腔团块结构,为血管和神经丛(待以后再观察)。

高倍观察：

(1) 大量粗细不等、长短不一、方向不同的红色纤维断面疏松交织排列,多数是胶原纤维,弹性纤维细而不易区别。

(2) 细胞散在纤维之间,数量多,成纤维细胞核大,椭圆形,色紫,与其他结缔组织细胞不易区分。

### (三) 致密结缔组织(dense connective tissue)

切 片 名：人头皮切面,HE 染色。

目　　的：认识致密结缔组织的结构特点,并与疏松结缔组织相比较。

肉眼观察：表面呈紫蓝色的部分为表皮,其下方浅红色部分即为致密结缔组织。

低倍观察：

(1) 切片一边细胞紧密排列成数层,是头皮的表皮。

(2) 表皮下方淡红色部分是皮肤的真皮,即致密结缔组织。

(3) 纤维粗大,排列紧密,在横切、斜切和纵切上说明多相交织。

(4) 细胞少、散在分布,仅见圆或椭圆形的核。

高倍观察：

(1) 胶原纤维色红、量多,光线调暗后,可见深红色细而折光性较强的弹力纤维夹在其间。

(2) 细胞成分相对较少,多为成纤维细胞和纤维细胞。

### (四) 脂肪组织(adipose tissue)

切 片 名：人头皮切面,HE 染色。

目　　的：认识脂肪组织的结构特点。

肉眼观察：表面染色较深部位为表皮, 其下方浅红色的为真皮, 再下方即为皮下组织(hypodermis)。

低倍观察：在真皮下方的皮下组织内可见疏松结缔组织和脂肪组织,脂肪组织颜色非常淡,呈网状结构。

高倍观察：

(1) 脂肪细胞呈圆形或多边形,边缘淡红的是胞质,中央空白区是脂滴(脂肪在制片过程中已被溶解,故呈空泡状)。

(2) 胞核被脂滴挤在一侧边缘,呈新月形,大部分细胞没有切到核。

(3) 脂肪细胞之间有少量结缔组织。

（五）网状组织（reticular tissue）

切　片　名：猫淋巴结切面,HE 染色。

目　　的：认识网状细胞的形态特点。

低倍观察：找到淋巴结中央髓质(色浅部分)。

高倍观察：

(1) 网状细胞较大而不规则,有许多突起,互相连接成网。

(2) 网状细胞核呈圆形或椭圆形,位于中央,染色浅,核仁明显。

(3) 网状细胞之间填充许多淋巴细胞。

(4) 本片因 HE 染色,网状纤维不能显示。

# 二、示　教

## （一）肥大细胞（mast cell）

大白鼠皮下结缔组织伸展片,硫堇染色。

目的：认识肥大细胞的形态特点。

观察：

(1) 肥大细胞呈圆形或椭圆形。

(2) 胞质内含许多粗大呈深紫色的异染性颗粒。

(3) 核小,呈圆或椭圆形,位于细胞中央,本片核没有着色而呈现一白色区域。

## （二）浆细胞（plasma cell）

鼻息肉或子宫颈上皮移行部,HE 染色。

目的：认识浆细胞的形态结构。

观察：

(1) 浆细胞为椭圆形。

(2) 核圆而小,偏位于一侧,染色质呈块状,紧贴核膜,排列如车轮状。

(3) 胞质较多,嗜碱性,呈淡紫蓝色,核旁常可见浅染区。

## （三）脂肪细胞（fat cell）

小白鼠肠系膜伸展片,苏丹Ⅲ染色。

目的：认识脂肪细胞的形态。

观察：染成橘红色,大小不等,圆形或椭圆形结构,即为脂肪细胞内的脂滴。

## （四）网状纤维（reticular fiber）

猫淋巴结,AgNO$_3$染色。

目的：了解网状纤维的特点。

观察：网状纤维呈棕黑色,细而弯曲,并多分支,交织成网状。

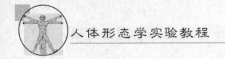 

（五）弹性纤维（elastic fiber）

人头皮或肺，Weigert 弹性纤维特殊染色。

目的：了解弹性纤维的特点。

观察：染成深紫红色的是弹性纤维。

# 三、电镜图像

## （一）胶原原纤维（collagenous fiber）

目的：掌握胶原原纤维的超微结构特征。

观察：可见胶原原纤维的周期性横纹。

## （二）巨噬细胞（macrophage）

目的：掌握巨噬细胞的超微结构特征。

观察：可见细胞表面有不规则的突起和微绒毛，胞质内可见较多的溶酶体、吞噬体及高尔基复合体等超微结构。

## （三）成纤维细胞（fibroblast）

目的：掌握成纤维细胞的超微结构特征。

观察：可见细胞的表面形状，胞质内高尔基复合体、粗面内质网和游离核糖体等超微结构及细胞周围的胶原原纤维。

## （四）肥大细胞（mast cell）

目的：掌握肥大细胞的超微结构特征。

观察：可见胞质内充满着由单位膜包裹而内部结构呈多样性的颗粒以及粗面内质网和高尔基复合体等超微结构。

## （五）浆细胞（plasma cell）

目的：掌握浆细胞的超微结构特征。

观察：可见胞质内有大量板层状排列的粗面内质网和发达的高尔基复合体、中心体等结构特征。

# B. 软骨组织和骨组织

# 一、观 察 切 片

## （一）透明软骨（hyaline cartilage）

切 片 名：人气管横切，HE 染色。

目 的：了解软骨组织的结构特点，软骨细胞的形状和排列。

肉眼观察：管壁内染成紫蓝色的部分为透明软骨。

低倍观察(参见彩图 8)：

(1) 软骨两边包有薄层淡红色的致密结缔组织为软骨膜，其间为软骨组织。

(2) 细胞间质呈淡紫蓝色均质状(因胶原原纤维的折光率与基质一致，所以纤维看不见)。

(3) 软骨细胞分散在基质内。

高倍观察：

(1) 软骨细胞(chondrocyte)：在软骨的边缘细胞较小，呈椭圆形或梭形，移向软骨中央，细胞逐渐增大，呈圆形或半月形，靠中央的软骨细胞往往三五成群，称同源细胞群(它是怎样形成的？)。

(2) 软骨陷窝(cartilage lacuna)：软骨细胞大小不等，位于软骨陷窝内，在制片时因胞质收缩，胞体呈不规则形，留下的腔隙即软骨陷窝，软骨陷窝周围的基质嗜碱性强，呈较深的紫蓝色，称软骨囊(cartilage capsule)。(软骨囊为何嗜碱性强？软骨内有无血管？)

## (二) 骨密质(compact bone)

切 片 名：人的长骨骨干横断面(骨磨片)，$AgNO_3$ 染色。

目 的：掌握骨密质的结构特点，了解各种骨板和骨细胞的排列方式。

低倍观察(参见彩图 9)：

(1) 先找骨板。

① 环骨板：平行于内、外表面的骨板(不用分内环骨板和外环骨板)。

② 骨单位(osteon)：多层骨板呈同心圆状环绕中央管而成(参见彩图 10 和彩图 11)。

③ 间骨板：在骨单位之间平行排列而不规则的骨板。

(2) 黏合线：上述骨板之间为白色透亮的黏合质(可将光线调暗后观察)。

(3) 骨板间有骨陷窝(bone lacuna)和骨小管分布。

高倍观察：

本片因是磨片，所以比较厚，换高倍镜时务必注意，切勿压破玻片。

(1) 骨陷窝呈黑色梭形(骨细胞已消失，为什么？)。

(2) 骨陷窝向两侧伸出骨小管，呈放射状排列。

# 二、示教(光镜标本)

## (一) 骨的发生

儿童长骨，HE 染色。

目的：认识成骨细胞和破骨细胞的形态。

观察(参见彩图 12)：

(1) 在骨髓腔边缘细胞排列成上皮样的为成骨细胞(osteoblast)，胞质嗜碱性，核圆形或椭圆形，位于细胞的一端。

(2) 在成骨细胞附近,有时可见胞体很大,呈不规则形,胞质嗜酸性,内含多个细胞核的破骨细胞(osteoclast)(它是怎样形成的? 有何功能?)。

## (二) 弹性软骨(elastic cartilage)

耳廓,Weigert 染色。

目的:了解弹性软骨的组织结构特征。

观察:弹性软骨结构类似透明软骨,特点在于其间质内有大量互相交织的染成紫红色的弹性纤维,在软骨陷窝周围特别密集。

## (三) 纤维软骨(fibrocartilage)

椎间盘,三色染色法。

目的:了解纤维软骨的组织结构特征。

观察:间质中含有大量平行或交错排列的胶原纤维束,在胶原纤维束之间有成行排列的软骨细胞,细胞界限不清,软骨囊明显。

# C. 血液和血细胞的发生

# 一、观察血涂片

### 血细胞(bloob cells)

片名:人的血涂片,Wright 染色。

目的:了解各种血细胞的形态特点。

低倍观察:所见大量红色小点为红细胞, 散在于红细胞之间的少量紫色小点即为白细胞,白细胞在血涂片边缘较多(参见彩图13)。

高倍观察:

(1) 红细胞(eryghrocyte):双凹圆盘状,直径约 $7.5\mu m$,无胞核,胞质橘红,边缘染色深,中央色浅(为什么? 其形态结构与其功能有何关系?)

(2) 中性粒细胞(neutrophilic granulocyte):数量较多,细胞圆形,核分 2~5 叶,多数 3 叶,叶间有极细的染色质丝相连。胞质内含有细而均匀淡紫红色颗粒,并间以少量稍粗大、深紫蓝色的嗜天青颗粒。

(3) 嗜酸性粒细胞(eosinophilic granulocyte):细胞圆形,较大,核常分 2 叶,胞质中充满粗大、均匀的鲜红色颗粒。

(4) 嗜碱性粒细胞(basophilic granulocyte):数量极少,不易找到,细胞圆形,核形态不规则,常被嗜碱性颗粒遮盖以致看不清,胞质内含有大小不等、分布不匀的紫蓝色颗粒,若找不到该细胞,可见示教。

(5) 淋巴细胞(lymphocyte):细胞有大有小,以小淋巴细胞为多,核圆形或卵圆形,染色深,一侧常有凹痕,胞质少,呈天蓝色。

(6) 单核细胞(monocyte):细胞最大,呈圆形,胞核呈肾形或马蹄形,胞质较多,呈灰蓝色,并可见少量细小的嗜天青颗粒。

(7) 血小板(blood platelet):常呈星形或多角形的灰蓝色小体,体积很小,其中可见细小红紫色的血小板颗粒,常三五成群于红细胞之间。

## 二、示　教

**嗜碱性粒细胞(basophilic granulocyte)**

人血涂片,Wright 染色。

目的:认识嗜碱性粒细胞的形态特征。

观察:细胞圆,胞核常呈"S"形或不规则形,染色浅,胞质内含有嗜碱性颗粒,大小不等,分布不均,染成紫蓝色,可覆盖在核上。

## 三、电镜图像

### (一) 红细胞扫描

目的:熟悉扫描电镜下红细胞的形态特征。

观察:红细胞形状。

### (二) 中性粒细胞(neutrophilic granulocyte)

目的:熟悉中性粒细胞的超微结构特征。

观察:细胞表面结构、细胞核、嗜天青颗粒、特殊颗粒和糖原颗粒等。

### (三) 嗜酸性粒细胞(eosinophilic granulocyte)

目的:熟悉嗜酸性粒细胞的超微结构特征。

观察:细胞表面结构、细胞核、嗜酸性颗粒等。

### (四) 嗜碱性粒细胞(basophilic granulocyte)

目的:熟悉嗜碱性粒细胞的超微结构特征。

观察:细胞表面结构、细胞核、嗜碱性颗粒等。

### (五) 淋巴细胞(lymphocyte)

目的:熟悉淋巴细胞的超微结构特征。

观察:细胞表面结构、细胞核、嗜天青颗粒、游离核糖体等。

### (六) 晚幼红细胞

目的:了解晚幼红细胞的超微结构特征。

观察:可见胞核,染色质致密块状、无核仁。

## (七) 巨核细胞

目的：熟悉巨核细胞的超微结构特征。

观察：可见细胞质内有大量颗粒和囊泡,胞质成块脱落。

## (八) 血小板

目的：熟悉血小板的超微结构特征。

观察：血小板含多种细胞器,在透明区内有微丝和微管,颗粒区内含血小板颗粒、小管系、线粒体和糖原颗粒等。

# 四、录　像

骨髓涂片。

(杨友金　陈季强)

# 实验三　肌肉组织
## （MUSCULAR TISSUE）

**【实验目的和要求】**

1. 掌握三种肌肉组织的光、电镜结构。

2. 比较骨骼肌与心肌的异同点。

**【实验用品和标本】**

组织切片。

**【实验内容和方法】**

肌肉组织由肌细胞组成,肌细胞细而长,故又称肌纤维。根据肌纤维的形态、分布和功能不同,可分为骨骼肌、心肌和平滑肌三种类型。

# 一、观察切片

## （一）骨骼肌（skeletal muscle）

切 片 名：人的骨骼肌纵、横切面,HE 染色。

目　　的：了解骨骼肌纵、横切面的形态特点。

肉眼观察：骨骼肌纵切面,肌纤维呈带状;骨骼肌横切面呈不规则的多边形。

1. 骨骼肌纵切面

低倍观察(参见彩图 14)：

(1) 肌纤维呈长圆柱形,肌纤维边缘有序地排列着很多长椭圆形细胞核;

(2) 肌纤维之间可见少量结缔组织。

高倍观察：

(1) 肌纤维内纵行排列的细丝是肌原纤维(myofibril);

(2) 在肌纤维上可见明、暗相间的横纹。调暗光线,在明带中可见 Z 线,在暗带上可见略为发亮的 H 带,M 线不清楚。

2. 骨骼肌横切面

低倍观察(参见彩图 15)：

(1) 圆形或多边形小块为肌纤维横切面;

(2) 肌纤维边缘上可见圆或椭圆形细胞核;

(3) 肌纤维之间有少量结缔组织和一些毛细血管。

高倍观察：

(1) 肌纤维膜清楚;

(2) 肌原纤维呈颗粒状。

## （二）心肌（cardiac muscle）

切 片 名：人的心脏(heart)切面,HE 染色。

目　　的：掌握心肌组织纵、横切面的形态特征。

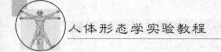

1. 心肌纵切面

低倍观察：先在切片上找到心肌纵切面,肌纤维细长呈圆柱形,分支并互相连成网(参见彩图 16)。

高倍观察：

(1) 心肌纤维上有明带和暗带,但不如骨骼肌明显；

(2) 在心肌纤维连接处可见与肌纤维长轴垂直的紫色粗线,即为闰盘(intercalated disk)；

(3) 肌细胞核呈椭圆形,位于细胞中央,核两端肌丝少、较透亮；

(4) 肌纤维之间有少量结缔组织及丰富的毛细血管。

2. 心肌横切面

低倍观察：心肌纤维呈大小相似的小圆块(参见彩图 17)。

高倍观察：

(1) 心肌纤维呈圆形或多边形,大小相似,近核处中轴透亮；

(2) 肌纤维膜较清楚,肌丝较粗,有时可呈放射状排列；

(3) 核圆,位于中央,大部分未切到核；

(4) 肌纤维之间含少量结缔组织及丰富的毛细血管。

## (三) 平滑肌(smooth muscle)

切 片 名：人小肠(small intestine)纵切面,HE 染色。

目　　　的：认识平滑肌在纵、横切面上的结构特点。

肉眼观察：切片上凹凸不平的一侧为肠腔面,外层染成红色的即为平滑肌部分。

低倍观察：

(1) 先在小肠壁外周找到红色平滑肌层,内层呈细点状为平滑肌的横切面,外层呈长条形为平滑肌的纵切面(参见彩图 18)；

(2) 平滑肌之间结缔组织极少,而在纵、横切面之间结缔组织略多(参见彩图 19)。

高倍观察：

1. 平滑肌纵切面

(1) 平滑肌纤维呈细长梭形,肌纤维的末端与相邻肌纤维的中段作平行的镶嵌排列；

(2) 核呈长椭圆形或短棒状,可有扭曲,染色浅,在细胞中央；

(3) 胞质呈红色,无肌原纤维。

2. 平滑肌横切面

断面大小不等,互相掺杂,大的一般中央有核,小的无核,无肌原纤维,肌胞之间可见少量结缔组织的细胞核。

# 二、电 镜 图 像

## (一) 骨骼肌

目的：掌握骨骼肌纤维的超微结构特征。

观察：

（1）骨骼肌纵切面：肌原纤维（I 带、A 带、H 带、Z 线、M 线）、横小管、肌浆网、终池、三联体、线粒体等超微结构。

（2）骨骼肌横切面：注意识别粗肌丝、细肌丝以及两者的排列规律。

## （二）心肌

目的：掌握心肌纤维的超微结构特征。

观察：可见 I 带、A 带、H 带、Z 线、M 线、横小管、肌浆网、终池、二联体、线粒体、闰盘等结构。

（杨友金　陈季强）

# 实验四　神经组织
## (NERVE TISSUE)

【实验目的和要求】

1. 掌握神经元和神经纤维的光、电镜结构。
2. 掌握突触的类型及化学突触的光镜结构。
3. 了解神经胶质的分类及光镜下的结构特点。

【实验用品和标本】

组织切片。

【实验内容和方法】

神经组织由神经细胞和神经胶质细胞等组成，观察切片时应注意神经细胞的切面。此外，神经胶质细胞在 HE 切片上只见到胞核，胞质和突起需用特殊染色法才能显示。

# 一、观察切片

## (一) 运动神经元(motor neuron)

切 片 名：猫脊髓横切面,HE 染色。

目　　的：掌握神经元细胞体及突起的形态结构特征。

肉眼观察：脊髓中央呈蝴蝶形而染色较深的部分，为灰质；周围染色较浅的部分为白质。灰质腹侧一对较圆钝的膨大突起为前角；背面一对细而长的突起为后角(图 9)。

低倍观察：

(1) 先找到灰质前角,可见有胞体较大的多突起细胞，单个或成群排列，为多极运动神经元，有的未切到细胞核,选结构完整的观察(参见彩图 20 和彩图 21);

(2) 其余小而多,仅见紫色胞核的是神经胶质细胞。

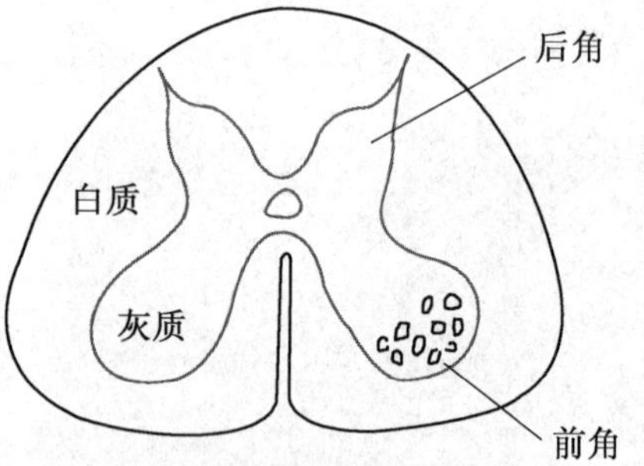

高倍观察：

1. 胞体：为多边形,在胞质中可以看到：

(1) 胞核：大而圆,多位于胞体中央,核内异染色质较少,故着色浅呈空泡状,核仁清楚可见(与其他各种细胞核相比,神经元胞核有何特点？)。

(2) 尼氏体：为充满在胞质内的紫蓝色小块状或颗粒状结构(参见彩图 22)(其超微结构如何？ 有何功能？)。

2. 胞突: 多为数个,长短不等。胞质中有颗粒状尼氏体的胞突为树突。如突起的起始部为圆锥形,且染色浅,无尼氏体的轴丘,则此胞突为轴突。

## (二) 有髓神经纤维(myelinated nerve fiber)

切 片 名：猫坐骨神经纵、横切面,HE 染色。

図 9　脊髓横切面

后角
白质
灰质
前角

目　　的：掌握有髓神经纤维与神经的组织结构特征。

肉眼观察：切片上长条状为神经纵切面,圆块状为神经横切面,每一切面内含有很多有髓神经纤维。

1. 有髓神经纤维纵切面：

低倍观察：可见很粗的神经纤维束,束的两侧边缘有致密结缔组织组成的神经束膜,束膜内为粗细不等纵行条纹,即有髓神经纤维。

高倍观察：

(1) 轴索：在神经纤维的中轴,见粗细不等,呈紫蓝色者,即轴索；

(2) 髓鞘：在轴索两侧,松网状淡红色结构为神经角质网(髓鳞脂已被溶解)；

(3) 郎飞结：有髓神经纤维缩窄处无髓鞘,只有轴索通过,呈藕节状(参见彩图23)；

(4) 神经膜：为髓鞘外侧一条较深细线,某些部位可见梭形神经膜细胞核；

(5) 神经纤维间结缔组织很少。

2. 有髓神经纤维横切面：

低倍观察(参见彩图24)：

(1) 包裹整条神经外周的结缔组织即为神经外膜；包裹每个神经束外面的结缔组织为神经束膜；伸入神经纤维束内,神经纤维间的结缔组织为神经内膜。

(2) 神经束内挤满圆形或椭圆形结构皆是有髓神经纤维。

高倍观察：有髓神经纤维中央,浅紫色的为轴索,外周呈放射形浅红色的细线(即神经角质网)为髓鞘,髓鞘外包有一层深色的神经膜,有时可见细胞核。

## (三) 无髓神经纤维(unmyelinated nerve fiber)

切　片　名：猫的交感神经节,HE 染色。

目　　的：认识无髓神经纤维的结构特点,并与有髓神经纤维作比较。

肉眼观察：色深而粗大者为交感神经节,两端色浅而细长者为神经纤维。

低倍观察：在色浅处找细长神经纤维。

高倍观察：紧密排列成条状结构的即为无髓神经纤维；紫色细长的胞核为神经膜细胞的核,因轴突较细光镜下无法辨认；无髓鞘和郎飞结。

无髓神经纤维之间可见少量有髓神经纤维。

# 二、示　教

## (一) 神经胶质细胞(neuroglial cell)

猫的大脑切面,Golgi 镀银法。

目的：认识神经胶质细胞的一般形态。

制片：取猫大脑一块,用特殊 Golgi 镀银法处理后,滴上树胶即成。本片无盖玻片,用树胶封盖,因此观察时需不断使用细调节器才能看清。

观察：

(1) 原浆性星形胶质细胞：细胞突起粗短,分支多,呈丛状,胞体界线不清。

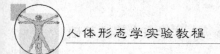
（2）纤维型星形胶质细胞：细胞突起细长，分支较少，胞核不清楚。

（3）少突胶质细胞：胞体小，突起少，分支也少。

（4）小胶质细胞：胞体小，长圆形，胞质少，突起少，有分支，表面粗糙。

## （二）触觉小体（tactile corpuscle）

人手指皮肤切面，HE 染色。

目的：认识触觉小体的形态结构。

观察：位于真皮乳头内的椭圆形结构即触觉小体，由触觉细胞横行排列而成，小体外包有一层结缔组织被囊。

## （三）环层小体（lamellar corpuscle）

猫肠系膜切面，HE 染色。

目的：认识环层小体结构。

观察：

（1）它由许多层同心圆排列的薄膜围成。

（2）中轴为无结构浅区，其中含有轴索。

## （四）运动终板（motor end plate）

壁虎尾肌，氯化金镀染。

目的：认识运动终板的结构。

观察：

（1）位于骨骼肌上面的黑色树枝状结构是神经纤维，末端分支呈爪状。

（2）爪状末端呈纽扣状膨大，此处肌浆较多，两者共同组成运动终板。

# 三、电镜图像

## （一）有髓神经纤维（myelinated nerve fiber）

目的：熟悉有髓神经纤维的超微结构。

观察：可见轴突、髓鞘板层、郎飞结。

## （二）无髓神经纤维（unmyelinated nerve fiber）

目的：熟悉无髓神经纤维的超微结构。

观察：一个神经膜细胞包裹多条轴突。

## （三）轴—体突触（axosomatic synapse）

目的：熟悉突触的超微结构。

观察：

（1）突触前成分可见突触前膜、突触小泡、线粒体及微管、神经丝、微丝、滑面内质网等；

（2）可见突触间隙；

（3）突触后成分可见突触后膜。

思考题

（1）在HE染色的组织切片上如何识别神经细胞？

（2）尼氏体有何染色特性？其光镜结构及超微结构如何？

（3）在HE染色组织切片上如何区分有髓和无髓神经纤维？

（杨友金 陈季强）

# 第二章　胚胎学实验

## 实验五　胚胎发育
### （EMBRYONIC DEVELOPMENT）

【实验目的和要求】

1. 掌握三胚层的组织结构。
2. 掌握胎盘的组织结构。
3. 了解人体胚胎早期发生过程和机制。
4. 了解心脏的发生过程和心脏先天性畸形的发生机制。

【实验用品和标本】

胚胎学标本。

【实验内容和方法】

胚胎学是研究个体发生、生长和发育的科学。多采用解剖学和组织学技术方法来研究胚胎发育的形态演变及其规律。在胚胎学的学习过程中，要在理解的基础上建立起人胚胎各系统发生和附属结构形成过程中时间、空间、结构三者的动态变化及局部与整体变化的观念。

由于人体胚胎材料细小且难得，多以模型观察为主，辅以实物标本、图片、幻灯片、录像等，以帮助同学理解各个不同发育阶段中胚胎的主要结构及演变过程，熟悉常见先天性畸形的形成原因及形态特点。

## 一、胚胎概论（General embryology）

### （一）观察模型和图示

1. 受精、卵裂、胚泡形成与植入（第 1 周）

(1) 受精卵（zygote）：受精卵与其表面 3 个小细胞（极体）。

(2) 卵裂（cleavage）：受精后约 30 小时，受精卵分裂为两个卵裂球（一个较大，一个较小），大的卵裂又很快分成两个等大的卵裂球，而此时小卵裂球尚未分裂，呈 3 个细胞状态。受精后第 3 天，已形成 12~16 个卵裂球的实心胚，貌似桑椹，又称桑椹胚（morula）。

(3) 胚泡（blastocyst）：受精后第 4 天，桑椹胚已发育成胚泡。胚泡由三部分构成，即滋养层（trophoblast）、内细胞群（inner cell mass）和胚泡腔（blastocoele）。

(4) 植入（implantation）：受精后第 6~7 天，胚泡的内细胞群侧滋养层先与子宫内膜接触，并将其溶解，逐渐埋于子宫内膜,滋养层细胞在植入过程中,增殖分化为浅层的合体滋养层（syncytiotrophoblast）和深层的细胞滋养层（cytotrophoblast）。胚泡植入后的子宫内膜称为蜕膜（decidua），根据蜕膜与胚体植入的位置关系，将蜕膜分为基蜕膜（decidua basalis）、包蜕膜（decidua capsularis）和壁蜕膜（decidua parietalis）三部分。

2. 胚层形成与胚盘(第 2~3 周)

(1) 两胚层胚盘的形成(第 2 周)

1）内胚层(endoderm)和外胚层(ectoderm)的形成：内细胞群近胚泡腔面成为立方形细胞即为内胚层,邻近绒毛膜的一层柱状细胞即为外胚层,内外胚层相贴形成胚盘。

2）羊膜腔(amniotic cavity)：是外胚层与绒毛膜之间出现的一个腔隙。

3）卵黄囊(yolk sac)：受精后第 12 天,内胚层细胞沿周缘向腹下延伸,包卷围成一个囊腔即为卵黄囊。此时二胚层胎盘的外胚层即为羊膜腔的底,内胚层即为卵黄囊的顶。

4）胚外中胚层(extra-embryonic mesoderm)：受精后第 10 天,胚泡腔内出现一些散在的细胞即为胚外中胚层,随后其内出现的腔为胚外体腔(extra-embryonic cavity)。

5）绒毛膜(chorion)：受精后第 11 天,细胞滋养层增生,一部分细胞加入合体滋养层,向表面伸出指状突起为绒毛。此时滋养层称为绒毛膜。

(2) 三胚层胚盘的形成(第 3 周)

1）胚盘背面观：受精后第 16 天,胚盘尾侧中轴线上外胚层的细胞增殖下陷形成原条(primitive steak),其中央下凹成一条纵沟为原沟;原条头端膨大形成原结,其细胞下陷形成原凹。

2）胚盘腹面观：胚盘腹面为内胚层,周边连于卵黄囊。

3）胚盘横切面观：在内、外胚层间夹有胚内中胚层(mesoderm)。

4）在胚盘头侧内、外胚层之间有一紧密相贴的部位,即口咽膜(buccopharyngeal membrane),在胚盘的尾侧亦有一内、外胚层紧密相贴的部位,称泄殖腔膜(cloacal membrane),原结前方内、外胚层间有脊索(notochord)。

3. 三胚层形成与胚层分化(第 4~8 周)

(1) 胚体的形成

受精后 3~4 周,已形成神经管(neural tube)、脊索和体节(somite)。胚盘中轴生长速度快于两端;头尾生长速度又快于两侧,结果胚体向背侧隆起,胚盘边缘向腹侧包卷,形成头褶(head fold)、尾褶(tail fold)和侧褶(lateral folds),扁平的胚盘就变成圆柱状的胚体。口咽膜、生心区和池殖腔膜均转到腹侧。第 8 周末,胚体外表可见眼、耳、鼻和上下肢芽,已初具人形。

(2) 胚层分化

1）外胚层分化：脊索背面的外胚层增厚形成神经板(neural plate),神经板两侧缘向背部隆起形成神经褶,其中央下凹为神经沟,两侧神经褶在中线靠拢融合成神经管,神经管头尾两端各有一孔,即前、后神经孔,分别在第 25 天和第 27 天闭合,以后分别分化成脑泡和脊髓等。

2）中胚层分化：神经管两侧的中胚层,形成纵列的细胞索,为轴旁中胚层(paraxial mesoderm),以后轴旁中胚层形成块状的体节。体节外侧为间介中胚层,间介中胚层的外侧部分为侧中胚层,侧中胚层又分为体壁中胚层和脏壁中胚层,其中的腔隙为胚内体腔(intraembryonic ceolom),侧中胚层在口咽膜前缘相会,成为生心区(cardiogenic plate)。

4. 胎膜与胎盘

(1) 胎膜(fetal membrane)

1）绒毛膜(chorion)：包在胚体最外面,近基蜕膜部分为丛密绒毛膜(villous chorion),面向包蜕膜的部分为平滑绒毛膜(smooth chorion);

2）羊膜(amnion)：绒毛膜的薄膜为羊膜,羊膜所围的腔为羊膜腔(amniotic cavity);

3) 卵黄囊(yolk sac)：位于胚体腹面，在脐带形成时包入脐带内；

4) 尿囊(allantois)：在卵黄囊尾侧由原肠突入体带内的小囊；

5) 脐带(umbilical cord)：连于胚胎脐部与丛密绒毛膜之间的索状结构。

(2) 胎盘(placenta)

胎盘由丛密绒毛膜和基蜕膜所构成。其胎儿面光滑，表面覆以羊膜，脐带附于其上；母体面粗糙，基蜕膜形成的胎盘隔把胎盘分成 15~30 个胎盘小叶。

5. 双胎(twin)、多胎(multiple birth)　观察挂图。

### (二) 观察实物标本

1. 正常胚胎及附属结构

(1) 胚胎：观察第 8 周、第 12 周、第 16 周、第 20 周、第 24 周、第 28 周、第 32 周及第 40 周的正常胚胎。

(2) 胎盘：足月的胎盘为圆盘形，中央厚而周边薄。有两个面：母体面凹凸不平，可见胎盘小叶；胎儿面光滑，表面覆以羊膜，近中央有脐带附着。

(3) 胎膜：卵黄囊、尿囊均已退化。脐带一端连于胎盘，一端为断端，脐带表面覆盖光滑的羊膜，可见脐静脉缠绕于脐动脉上走行，使脐带表面凹凸不平，从断面上可见到 3 条脐血管。羊膜呈半透明薄膜，覆盖于脐带、胎盘的胎儿面，并从胎盘边缘反折衬于平滑绒毛膜内表面。

2. 先天性畸形

在观察畸形胚胎时，要根据所学知识来判断各种畸形胚胎形成的原因。在标本陈列室，我们可以观察到以下几种先天性畸形：

(1) 畸胎瘤：包入畸胎、颅底畸胎瘤。

(2) 颜面畸形：吻状鼻合并无下颌畸形、吻状鼻、独眼合并脐疝、颜面畸形、颜面畸形合并上肢缺如、下颌发育不良伴肢体畸形。

(3) 神经系统发育畸形：无脑儿、脑积水、脑膜膨出、脊膜膨出伴膀胱外翻、脊柱裂。

(4) 腹壁发育畸形：腹裂、膀胱外翻。

(5) 肢体发育畸形：上肢发育不良、下肢畸形。

(6) 联胎：胸腹联胎、胸腹壁肢侧联双胎。

(7) 罕见畸胎：叶状胚胎、畸胎。

## 二、颜面、腭和颈的发生(Development of face, palate and neck)

### (一) 观察正常发育模型和图示

1. 鳃弓的发生：头部两侧有 6 对鳃弓(branchial arch)，前 4 对明显，第 5 对消失，第 6 对小而不明显。鳃弓凹陷为鳃沟(branchial groove)，共 5 对。

2. 颜面的形成：从胚胎的头部向尾端依次见有额鼻隆起、鼻窝、内侧鼻隆起、外侧鼻隆起、左右上颌隆起和下颌隆起、原始口腔等形态特征。第 8 周可见相应隆起已愈合形成上颌、下颌、鼻尖、鼻梁、颊部等。此时面部已初具人形。

3. 腭的发生：原始口腔顶部可见一个正中腭突和一对外侧腭突，腭突愈合成腭。

4. 颈部的形成：第 2 对鳃弓覆盖在第 3、4、6 对鳃弓表面，愈合形成颈部。

(二) 观察唇裂、腭裂、面斜裂、颈囊和颈瘘模型及图示

# 三、消化和呼吸系统的发生
## (Development of digestive and respiratory systems)

(一) 观察正常发育模型和图示

1. 正常发育

卵黄囊顶部的原始消化管可分为前肠(foregut)、中肠(midgut)、后肠(hindgut)三部分。其头、尾两端分别由口咽膜(buccopharyngeal membrane)和泄殖腔膜(cloacle membrane)封闭。

2. 消化系统的发生

(1) 咽和咽囊的演变：第 4 周时，前肠头端的扁平漏斗状膨大部分为咽，其两侧在鳃弓之间向外膨出 5 对咽囊。第 6 周时，咽囊分化为一些重要器官：第一对咽囊分化为咽鼓管和鼓室上皮；第二对分化为腭扁桃体上皮；第三对腹侧部形成胸腺原基，第三、四对背侧部形成甲状旁腺原基；第五对很小，分化为甲状腺滤泡旁细胞。咽腹面正中部第 2、3 对鳃弓水平内胚层下陷为甲状舌管而分化为甲状腺。在咽的头端，间充质向口腔内突出隆起而形成舌。

(2) 食管和胃的发生：第 4 周时食管为短管状，第 6 周时已成细管道。第 4 周时胃呈梭形膨大，第 6 周时胃大弯在背侧，第 8 周时胃大弯已转向左侧。

(3) 肠的发生

1) 中肠演变：第 5 周时，中肠成"U"字形的袢状，肠袢的顶与卵黄囊相连。卵黄囊根部头侧的肠管为肠袢头支，尾侧的肠管为肠袢尾支。第 6 周时，突入脐腔内的肠袢以肠系膜上动脉为轴，逆时针方向旋转近 90°。肠袢头支位于右侧，肠袢尾支位于左侧。尾支在距卵黄管不远处有一突起即盲肠原基，是大、小肠的分界。至第 10 周时，小肠已退回腹腔，又逆时针方向旋转 180°，肠袢头支转向肠系膜上动脉的左侧，尾支在肠系膜上动脉的右侧，基本建立了肠管的正常解剖位置。

2) 后肠演变：第 4 周时，原始肠管末端膨大部分即泄殖腔，泄殖腔腹侧与尿囊相通，尾端为泄殖腔膜。第 6 周时，后肠与尿囊之间的间充质形成尿直肠隔，将泄殖腔分为腹侧的尿生殖窦和背侧直肠两部分。泄殖腔膜也随之被分为腹侧的尿生殖窦膜和背侧的肛膜。肛膜外方的浅凹为原肛。

(4) 肝与胆的发生：前肠末端腹侧的肝憩室头支长入原始横膈，生成肝及肝管，尾支伸长，分化为胆囊及胆囊管。第 6 周时，肝已从横膈突入腹腔，并分左、右两叶。

(5) 胰腺的发生：在肝憩室的下方与十二指肠腹侧处可见腹胰，背侧稍高处可见背胰。腹胰随十二指肠转向右侧，背胰转向左侧。以后腹胰移向背侧，与背胰融合为胰腺。

3. 呼吸系统的发生

第 4 周时，原始咽的底部正中有一突起为喉气管憩室。第 6 周时，喉气管憩室末端分为左、右肺芽。在第 8 周时左肺牙分两支，右肺芽分三支。

(二) 观察呼吸和消化系统发育的畸形图示

# 四、泌尿生殖系统的发生 (Development of the urogenital system)

## (一) 观察模型和图示

1. 泌尿系统的发生

(1) 肾和输尿管的发生

1) 前肾(pronephros)：第 4 周时,在 7~14 体节平面,中肾嵴可见数条横行细胞索为前肾小管,其外侧端连接成一条纵管为前肾管。

2) 中肾(mesonephros)：第 4~6 周时,前肾的尾侧有许多横行的中肾小管,其外侧端与前肾管相通,此时前肾管改称为中肾管。中肾管内侧端形成肾小囊,与毛细血管构成肾小体。中肾管尾端开口于泄殖腔的侧壁。

3) 后肾(mctanephros)：第 5 周时,中肾管尾侧发出一条盲管为输尿管芽,与其周围的生后肾细胞共同形成后肾。前者形成输尿管、肾盂、肾盏及集合小管,后者分化为肾单位。

(2) 膀胱和尿道的发生

在第 6 周时,泄殖腔被尿直肠隔分为背侧的直肠和腹侧的尿生殖窦。在第 4~7 周时,尿生殖窦上段分化成膀胱,其顶端与尿囊相连,输尿管起始部以下的中肾管吸收入膀胱后,两者分别开口于膀胱,形成三角区;中段较细,在男性分化为尿道前列腺部及膜部,在女性则分化成尿道。在 12~14 周,尿生殖窦下段在男性分化为尿道海绵体部的大部分,而在女性则发育为阴道前庭。

2. 生殖系统的发生

(1) 生殖腺的发生

1) 未分化性腺的发生：第 6 周时,生殖腺原基中有许多生殖腺索。

2) 睾丸的发生：第 14 周时,男性生殖腺已分化为睾丸,其中有生殖腺索分化的生精小管、直精小管和睾丸网。睾丸下端有一条睾丸引带下行止于阴囊内面。

3) 卵巢的发生：第 16 周时,女性生殖腺已分化为卵巢,其中有许多原始卵泡。

(2) 生殖管道的发生

1) 未分化期：第 5~6 周时, 形成两套生殖管道。由体腔上皮内陷卷褶成的中肾旁管(Miillerian duct),头端开口于体腔,并在外侧与中肾管(Wolffian duct)平行,中段弯向内侧,下端则左右愈合,其末端伸至尿生殖窦的背侧壁与内胚层上皮紧贴,内胚层上皮则增厚形成窦结带(sinus tubercle)。

2) 女性生殖管道的分化：在女性,中肾旁管的上段形成输卵管,下端形成子宫,其末端参与形成阴道的穹隆部。

3) 男性生殖管道的分化：在男性,中肾小管大部分已退化,仅少数形成输出小管。中肾管的头端形成附睾管,尾端形成输精管。

### (二) 观察图示

观察泌尿、生殖系统先天性畸形。

## 五、心血管系统的发生(Development of the circulatory system)

### (一) 观察模型及图示

1. 心管的发生

第 19 天时,口咽膜头侧的生心区前面有两条生心索,后有围心腔(pericardial ceolom)。随着头褶的形成,生心区由头侧转到前肠腹侧。此时,生心索位于围心腔背侧,生心索已形成左、右心管(cardiac tube)。随着侧褶的发育,至第 22 天时左、右心管融合成一条心管。

2. 心脏外形的演变

约第 24 天,心管已发生“S”形弯曲,头端为心球(bulbus cordis),其头端连一对弓动脉(aortic artery);心管尾端为静脉窦(sinus venosus),与静脉相连,两者之间为心室和心房。在第 25 天,心球头端伸长为动脉干(truncus arteriosus),其头端膨大为主动脉囊(aortic sac)。心室、心房发育生长,第 5 周已初具心脏外形。

3. 心脏内部的分隔

(1) 房室管的分隔:第 4 周,房室管(atrio-ventricular canal)腹侧壁和背侧壁的中央各有一个隆起的心内膜垫(endocardial cushion),两个心内膜垫融合将单一房室管分成左、右房室管。第 8 周,房室管处形成房室瓣。

(2) 心房的分隔:第 4 周,心房头端背侧壁的正中线处发生一镰状薄膜,称第一隔(septum primum),并向心内膜垫延伸,两者之间的孔为第一孔(foramen primum)。随后在第一隔中央产生第二孔(foramen secundum),接着第一孔封闭。第 5 周末,在第一房间隔的右侧又产生较厚的新月形的隔,称第二房间隔(septum secundum),它向心内膜垫生长,逐渐盖住第二房间孔,与心内膜垫融合,但留有一卵圆形的孔,称卵圆孔(foramen ovale)。该孔称卵圆孔瓣(valve of the oval foramen),即第一隔遮盖。

(3) 心室的分隔:第 4 周末,心室底壁突向心室腔的肌性室间隔(muscular interventricular septum),其上缘与心内膜垫之间的孔为室间孔(interventicular foramen)。在第 8 周,由心内膜垫的结缔组织和心球嵴的尾端形成的膜性室间隔(membranous interventricular septum)与肌性室间隔游离缘的组织共同将室间孔封闭。

(4) 心球与动脉干的分隔和演变:心球与动脉干内发生螺旋形的两个嵴。两个嵴生长并相互融合成一个螺旋形的主动脉脉隔(spiral aorticopulmonary septum),将心球与动脉干分隔成两条管道,即升主动脉和肺动脉干。由于心球逐渐并入心室,故升主动脉与左心室相通,肺动脉干与右心室相通。

4. 静脉窦及其相连静脉的演变

静脉窦左角退化,其近端形成冠状窦。右侧的静脉窦扩大并并入右心房段,上、下腔静脉直接通入右心房。第 8 周,左心房的背侧可见肺静脉的 4 个分支,此时肺静脉的根部已并入左心房。

5. 胎儿血循环及其出生后的改变

（1）血循环通路：胎盘含氧量高的血液→脐静脉(umbilical vein)→肝脏和静脉导管(liver and ductus venosus)→下腔静脉(inferior vena cava)→右心房(right atrium)→卵圆孔(foramen ovale)→左心房(left atrium)→左心室(left venticle)→升主动脉(ascending aorta)→头和身体上部(head and upper part of the dody)→上腔静脉(uperior vena cava)→右心房→右心室→肺动脉干(pulmonary trunk)→动脉导管(ductus arteriosus)→降主动脉(descending aoria)→脐动脉(umbilical arteries)→胎盘(placenta)。

(2) 出生后的改变

1）脐动脉、脐静脉和静脉导管相继关闭。

2）动脉导管闭锁。

3）卵圆孔关闭。

（二）观察心脏畸形的图解

（杨友金　陈季强）

# 第三章　病理学实验基础

## 实验六　主要脏器观察
### (OBSERVATION OF MAIN ORGANS)

【实验目的和要求】

(一) 目的

1. 利用实物标本、尸体解剖和临床病理讨论(clinical pathological conference, CPC)形式加深对病理学理论的理解。

2. 训练学生观察、描述病变的技能。

3. 培养学生根据观察所得结果,结合临床表现,经过归纳、演绎的思维活动,作出病理诊断的初步能力。

(二) 要求

1. 从眼观和镜检,识别各种病理变化。

2. 对眼观、镜检所见现象能进行描述和画简图。

3. 对常见的、重要的疾病或病变能作出初步描述。

4. 了解尸体解剖操作过程。

【实验用品和标本】

心脏、肺脏、肝脏、胃、肾的大体标本。

【实验内容和方法】

这里仅就眼观标本和镜检切片的观察方法介绍如下:

## 一、眼 观 标 本

首先确定该标本是什么脏器,然后按下述程序观察或描写。

(一) 整个脏器的观察

1. 大小、重量:对实质性脏器肝、脾、肾等要注意其体积是否增大或缩小,以及腔脏器如心、胃等要观察内腔是否扩大或缩小,腔壁如心肌、胃肠壁是增厚还是变薄,腔内有何内容物。脏器大小可用长(脏器最长径,cm)×宽(与长径垂直的最宽径,cm)×高(cm)表示,重量可用其湿重(g)表示。

2. 形状:观察该器官外形及有无变形。

3. 颜色:组织充血或出血则呈暗红色(福尔马林固定后血液呈灰黑色),脂肪呈黄色,胆汁为黄绿色。

4. 质地：变硬或变软,质脆或坚韧,致密或疏松。

5. 表面：光滑或粗糙,有无结节隆起、结节大小如何,有无出血、坏死。

6. 切面：该器官的固有结构有无改变,如肺的微细海绵状结构,心室的核状肌结构,以及灰质、白质厚度等有何变化。肝切面的汇管区有无扩大,是否发现特殊病灶。

### (二) 病灶的观察

如在脏器的表面或切面发现特殊病灶,则要对该病灶作进一步观察、描写,应观察其大小、形状、色泽(包括颜色和光度等)、质地、是否形成囊腔等。大小除可用长(cm)×宽(cm)×高(cm)表示外,也可用实物来形容,例如粟粒大、芝麻大、绿豆大、蚕豆大、乒乓球大、鸡蛋大、拳头大、儿头大等,但以数字表示更为科学;形状可用圆形、椭圆形、球形、楔形、花菜状等来形容;质地,除了病灶的软硬度、脆韧度、疏密度外,还要注意其干燥或湿润,粗糙或细腻,以及透明与否等。此外,还应观察以下几方面：① 位置：病灶在器官的哪一部分,如肺上叶近肺门部或上叶下部外侧等;② 数目及分布：病灶系单个或多个,如为多个,则系呈散在分布抑或密集,系呈均匀分布抑或不规则分布。

## 二、镜 检 切 片

在观察切片时,要学会正确使用显微镜,特别在调节物镜时,要倍加小心,看清切片的正反面,把有盖玻片的一面朝上,以免换高倍镜时将切片压碎。观察切片,应先用肉眼观察切片的外形是否有特殊的病灶,然后放在镜台上。第一步,应先用低倍镜全面观察该切片的全貌,辨认出是什么脏器或组织,各部分组织结构的情况,是否有异常的病灶或细胞出现,找到需要重点观察的部位,作详细深入的观察。第二步,根据需要,才用高倍镜观察组织或细胞的微细改变。在观察时注意细胞核、细胞浆、细胞外形以及细胞间组织的分布与排列变化。当全面观察并理解了该切片的病变以后,用彩色铅笔在实习报告上画一简图,并注字说明,作为实习记录并供复习时参考。或者对切片作描述,一般可按组织名称、病变部位、病变性质、病变范围等进行描写,最后结合眼观标本写出诊断。

## 三、主要脏器观察

### (一) 心脏

大小(正常时如同死者右拳大小)、重量(正常成人男性平均 276.25g,女性平均243.46g)、色泽、光滑或粗糙。正常心尖是尖的,当心室扩张时可变钝圆。正常心肌有一定硬度,测试时可提高心房使心竖立,心尖端靠着台面,逐渐下放,如心肌硬度正常,则心尖保持原形不变,如心尖软陷变形,提示心肌有严重损害。心外膜有无出血点。在窒息、感染或患血液病等时常有出血点,观察心外膜脂肪组织厚度如何。

在检查心脏表面后,可检查心腔、心肌、心瓣膜、冠状动脉和近心大血管。

心腔扩张,可表现为瓣膜周径增长,如心室扩张明显,乳头肌和肉柱可变扁。如房、室腔明显扩张,壁层薄而软,称为肌源性扩张,提示心肌严重损害;如心腔不同程度扩张而壁不薄甚至增厚,提示心输出受阻。扩张的心腔内有时可见白色的附壁血栓,急死的病例心腔内常可见鸡脂样凝血块,须加注意。

判断心肌是否肥厚主要看心重量,其次看心房或心室壁厚是否超过正常标准,乳头肌及肉柱是否变粗而隆起,如只有左室肥厚,常为动脉压增高之表现(高血压),如只有左室肥厚(4~5mm 以上),而左心及瓣膜无改变,则为肺源性心脏病的特征表现。心肌正常时呈棕红色,如有脂肪变性则带黄色,有时从心内膜透视,呈虎斑状。此外,尚须注意心肌有无出血、坏死或脓肿等病灶。有时心外膜脂肪组织增生,可向心肌浸润,压迫心肌,使心肌萎缩,尤其右心室,使心肌厚度菲薄如纸。

正常心瓣膜菲薄,半透明。检查心瓣膜时注意瓣膜厚度,有无血栓形成,有无穿孔,各瓣膜间有无粘连,瓣膜有无卷缩,与瓣膜相连的腱索有无缩短、变粗,乳头肌有无肥大。

冠状动脉粥样硬化常以左前降支最为明显,检查冠状动脉口后,要沿两冠状动脉主干及前降支和左旋支作多个横切面,检查内膜有无增厚,管腔是否狭窄,或有无血栓形成,估计狭窄程度。

近心血管,主要指主动脉起始段,观察内膜有无粥样硬化斑块,主动脉壁有无向外膨出形成动脉瘤,其内有无血栓形成。

### (二) 肺脏

肺脏重量变异较大,究其原因乃受含血量的影响,故通常很难制定正常范围,一般情况下不计其重量。肺表面光滑,如有炎症渗出就会变粗糙和失去光泽。观察肺膜下有无出血点。从肺表面有无触及结节及实变,大小范围如何。当有肺气肿时,肺体积增大,肺边缘变钝。观察有无大泡性肺气肿或间质性肺气肿,气管旁和气管叉淋巴结大小。切面有无见到干酪样坏死。肺的切面最好先从气管灌注福尔马林 1500ml(成人),固定数天,然后与支气管平行方向作冠状切面,可显示支气管有无狭窄、扩张、变形,尤其注意肺膜附近支气管大小,支气管内膜有无充血、渗出或肿块等,均应记录。

肺脏本富有弹性,如遇炎症、水肿、出血就会实变。实变病灶可呈灰色或暗红色,大小不一,散在或融合,可见于支气管性肺炎。患大叶性肺炎时,实变波及一个或几个大叶,有时仅侵犯一个节段。肺水肿则切面有水溢出,出血则呈暗红(固定后呈黑灰色)。

肺结核病是肺脏常见病变。注意其病变分布常以肺上部为重,病灶质实,色灰白。如有空洞,要观察其大小,壁之厚薄,空洞内容物有无坏死物质、血块、有无桥架组织。空洞性病变除结构性空洞外,尚应注意鉴别肺脓肿、肺坏疽、支气管扩张和真菌感染等。

### (三) 肝脏

正常成人肝重,男性 1230~1446g,女性 1100~1300g。在肝弥漫性增大时,表面与切面无结节,则根据其颜色的不同,可以考虑不同的疾病:黄色和纹理不清者为脂肪变性,灰色和纹理不清者为白血病;绿色而小叶分界清楚的要考虑阻性和原发性胆汁性肝硬化;必须进一步检查胆道有无阻塞,有无结石、肿瘤等阻塞现象,同时注意胆道周围有无结节;呈槟榔肝之外观者为肝慢性淤血。

肝表面和切面可见多数结节者,要注意结节的大小是否一致。如果结节较小、分散、稀疏、灰白色或绿色,其间结缔组织尚未收缩,质地较软,切面平整,结节处在其中犹如海中之小岛,应考虑亚急性重症性肝炎;结节多而其间结缔组织又发生收缩、质地变硬、切面不平整者则应考虑为结节性肝硬变。根据结节大小又可分为三型:小结节型,结节多数小于 3mm;大结节型,结节大小 3~10mm,且多数大于 10mm;混合型者则上述两种大小结节各占一半。

结节性肝硬变应与原发性肝癌鉴别。后者多为巨块型,少数为结节型和弥漫型,瘤结节可连成大块,中心常见坏死,多并发硬变。转移至肝脏的癌肿肿块分界清楚,癌中心部常坏死而表面凹陷。

肝脓肿应观察其部位、大小、单发或多发性、内容和脓肿壁。阿米巴性脓肿常单发,巨大,多位于右叶,如不合并细菌感染,其内容呈棕红色,脓肿壁呈破絮状。细菌性脓肿相对较小而多,脓肿周围有充血、出血带,若有感染循胆道而来,则胆道通常见结石、蛔虫等阻塞,胆管外纤维组织增生。

### (四) 胃

如胃扩大,则胃壁菲薄,外观透亮,胃黏膜皱膜消失,胃内充有液体及气体,注意有无破裂。死后较久解剖的尸体,因胃内气体过多,常呈扩张状态。

空胃时黏膜形成许多皱襞,在胃大、小弯呈纵行皱襞。皱襞排列形式的改变常表示该部有病变存在。胃黏膜表面有许多小窝,称胃小凹,是胃腺的开口处。如胃黏膜变薄、皱襞减少,考虑萎缩性胃炎可能;如胃黏膜皱襞变宽变厚,考虑可能是肥大性胃炎。有时胃壁弥漫增厚,皱襞变粗而无肿,则以胃癌的弥漫性浸润为多见;但胃癌常以幽门部增厚最明显,表面可见表浅而分界不明显的溃疡,周围隆起呈火山口状,皱襞消失。

有时可见胃黏膜层存在许多气泡。多数是死后自溶的表现,气泡位置浅表,可移动;偶见于急性胃炎和肠胃气囊肿病,后者气泡发生于胃、肠各层,直至浆膜下。胃出血时,胃内含黑色凝血块。欲判断出血血管,可挤压附近血管,观察有无血液从破裂血管流出,也可用液体注入附近血管中,检查液体从何处流出。胃出血常见原因为门静脉高压、消化性溃疡、急性溃疡或糜烂及胃癌。

胃内发现溃疡性病变,应注意观察溃疡数目、位置、大小、深度、形状、溃疡底及边缘附近皱襞走向等。急性溃疡形状不规则,边缘锐利,数目不一,可分布各处。消化性溃疡常单个、圆形,直径常在 2cm 以内;溃疡边缘整齐,状如刀割,底部通常穿越黏膜下层,深达肌层,甚至浆膜层;附近黏膜皱襞向溃疡收缩。如系溃疡型胃癌,则溃疡单个或多个,直径常大于 2cm;有的边缘隆起,如火山喷口状,底部凹凸不平,有的边缘不清楚,多呈皿状,周围黏膜皱襞中断,呈结节状肥厚,胃壁切面则见灰白色癌组织向胃壁各层浸润生长,胃壁层次不清和破坏。

### (五) 肾

正常成人肾重范围:男 287.75~298.5g,女 265~275g。如果肾脏弥漫性肿大且呈红色,并有出血点,则考虑急性肾炎等。有时见肾脏变小,而且表面呈细颗粒状,则应考虑慢性高血压病的晚期和慢性肾炎;如果表面呈不规则疤痕状,则可能为慢性肾盂肾炎。如果表面呈局部隆起,颜色苍白,周围有充血、出血带,结合切面呈楔形病灶,底与表面平行,尖端指向肾门,则为新鲜梗死。脓肿时可见表面呈多数粟粒状细小病灶,与包膜粘连,若剥离包膜,脓肿膜破溃后则只见小陷窝状囊腔,内含脓液。肾肿瘤可见局部肿块。

按肾之长轴作肾切面,分别观察皮质、髓质和肾盂的病变。双肾皮质坏死见于 DIC。肾乳头苍白色,类似梗死的病变见于糖尿病等。肾盂积水、积脓,则见肾盂、肾盏扩张,内充以澄清液或脓液。肾切面若见多数空洞,并且空洞壁参差不齐,空洞内充有干酪样坏死物质,空洞周围又见粟粒大结节,则为肾结核之征。全肾或部分肾为多数囊腔所占,囊内含透明物质,则为多囊肾之征。

肾实质恶性肿瘤,在成人主要为肾腺癌,在小儿多为肾母细胞瘤,可见于肾的一端或两极。肾腺癌常单个,圆形,5~10cm 不等,有假包膜,其切面呈灰黄色、灰白色或红棕色,可见坏死。肾母细胞瘤大者可达儿头大小,圆形,有假包膜,切面质地、颜色多样化,一般均质、鱼肉样、柔软,但有的区域可见蓝灰色透明软骨样,有的区域又有钙化,还可见出血、坏死、囊腔形成。

(周 韧 陈季强 杨水友)

# 实验七　细胞与组织的损伤
## (INJURY OF CELL AND TISSUE)

【实验目的和要求】

1. 复习重要脏器的正常形态和组织结构,树立正确概念,为今后实习打下基础。

2. 了解各类萎缩的病变特点及引起的原因。

3. 掌握细胞水肿的形态特点及好发器官,并了解它们的发生原因和机制。

4. 结合实习的眼观和镜检切片,初步学习观察与描述形态的方法,着重练习对实质性脏器及其弥漫性病变的观察和描述方法。

5. 掌握脂肪变性的形态特点及好发器官,并了解其发生的原因及机制。

6. 掌握玻璃样变与纤维素样变性,了解黏液样变性、淀粉样变与钙化的类型、病变特点、发生部位及出现意义。

7. 掌握坏死和坏疽的概念、各类型的病变特点及发生部位、发生机制及其结局。

8. 进一步练习对标本与切片进行观察和描述的基本技能,重点学习局灶性病变的观察和描述方法。

【实验用品和标本】

心、肺、肝、脾、肾、胃的大体病理标本和病理组织切片。

【实验内容和方法】

# 一、眼 观 标 本

## (一) 心、肺、肝、脾、肾、胃的正常标本

## (二) 心血管系统标本

临床病历摘要:老年男性,患支气管扩张症,长期咳嗽,咯大量脓痰历时约 30 余年。

检查:身高 168cm,体重 35kg。

器官:心脏(heart)。

病变要点:

1. 体积缩小,横径缩小比较明显,心呈细长形。

2. 肌色变深还是变浅?呈什么颜色(为什么)?

3. 表面的冠状动脉高度迂回曲折似蛇形状(说明什么?)。

病理学诊断:心脏褐色萎缩(brown atrophy of the heart)。

## (三) 神经系统标本

器官:大脑(cerebrum)。

病变要点:病变区域的脑回变窄、脑沟变宽加深(这些变化说明什么?什么原因引起?观察病变区域时可与其他病变不明显处进行对比)。

病理学诊断:脑萎缩。

**(四) 泌尿系统标本**

临床病历摘要：男性,患右侧输尿管结石近十年。检查:右肾部位扪及椭圆形巨大块状物,有囊性感。X线造影显示右肾盂及肾盏高度扩张,该侧肾功能低下。

器官:肾(kidney)。

病变要点:

1. 肾体积有什么变化?(附:正常成人肾体积一般为11cm×5cm×3cm,皮质厚约0.3~0.5cm)。

2. 切面见肾盂和肾盏高度扩张,肾实质菲薄如纸(如何引起?会发生什么临床表现?)。

病理学诊断:肾实质萎缩。

**(五) 运动系统标本**

临床病历摘要:女性,麻风病患者,上、下肢缩小、变形,痛觉和温觉都消失,局部不出汗。

器官:下肢(lower extremity)。

病变要点:

1. 足趾高度缩短、变形,小腿轻度变细;皮肤变薄而且光滑,毛孔及汗毛消失。

2. 足腿断面见骨骼肌群基本消失,而为脂肪组织所取代;骨骼变细,骨皮质也显著变薄。

病理学诊断:下肢麻风病性萎缩(leprotic atrophy of the lower extremity)。

思考题 上述心、脑、肾与下肢四个标本的病变各属哪一类型?其发生机制如何?

**(六) 消化系统标本**

器官:肝脏(liver)。

病变要点:

1. 体积增大,包膜紧张,肝边缘明显钝圆。

2. 切面肝实质是平坦,还是明显隆起?边缘的包膜外翻,汇管区结构相对内陷(为什么?)。

3. 肝实质颜色弥漫性一致变浅,呈灰褐色而混浊,失去正常光泽;肝实质的固有纹理清晰且增加。

病理学诊断:肝细胞水肿。

思考题 上述病变描述中哪几项是判断肝肿大的依据?

**(七) 消化系统标本**

器官:肝脏。

病变描写:脏器体积增大,边缘平整(不外翻),颜色淡黄;切面平坦及油腻;标本比重比水轻;苏丹Ⅲ染色呈橘红色。

病理学诊断:肝脂肪变。

思考题 阐述已学过的两种肝脏病变镜下病变特点及其引起原因和发生机制上有什么异、同处。

**(八) 心血管系统标本**

器官:心脏(heart)(最好在苏丹Ⅲ染液内浸染)。

病变要点：

1. 着重观察左心室心内膜下与乳头肌处,在淡棕色的背景上有多数橘红色斑纹,略似虎皮状外观。(淡棕色和橘红区的心肌组织有什么不同?)

2. 心脏的体积,房、室壁的厚度以及瓣膜有什么改变等,不是本次实习的重点。

病理学诊断：心肌脂肪变性。

### (九) 心血管系统标本

器官：心脏(最好在苏丹Ⅲ染液内浸染)。

病变要点：

1. 观察表面和切面心外膜脂肪的含量是否正常。

2. 右心室肌层切面上,偶见肌束间出现脂肪与心外膜组织相连。

病理学诊断：心肌脂肪浸润(脂肪心)。

思考题 虎斑心与脂肪心有什么本质区别?其引起原因和对机体的影响各如何?

### (十) 呼吸系统标本

临床病历摘要：青年男性,入院前 10 年在抗美援朝战争中右胸负伤,于前线作紧急开胸术。术后多年来仍感局部隐痛。此次在开胸探查术中发现右胸局部有一巨大的坚韧块状物形成。

标本来源：上述手术切除物。

病变要点：

1. 标本一面依稀有肋骨压痕。

2. 切面呈囊性,内有一块纱布(已换为另一块新纱布),囊壁高度增厚(厚达多少?)。

3. 囊壁切面呈灰白色,半透明毛玻璃状,大部分质均匀致密且坚韧。

病理学诊断：胸膜纤维板玻璃样变(hyaline degeneration of the fibrous plate of pleura)。

思考题

1. 此标本由什么组织构成?其镜下形态特点如何?为什么会发生这种变化?

2. 从本病例可得出什么教训?

### (十一) 呼吸系统标本

器官：肺(lung)。

病变要点：

1. 胸膜广泛粘连并高度增厚,其切面形态性状特点与上述(十)呼吸系统标本所见基本相同。

2. 肺实质的病变在以后有关实验中另作重点学习,现暂不要求。

病理学诊断：胸膜增厚及玻璃样变(hyaline degeneration of the thickening pleura)。

### (十二) 女性生殖系统标本

标本来源：是从女性乳腺内切除的良性肿瘤(纤维腺瘤)。

病变要点：肿瘤切面可见富有折光的白色纤维素条间有多数大小不一、灰红色、半透明的均质斑片状区,其边界不清。

病理学诊断:纤维腺瘤黏液样变性(mucoid degeneration of the fibroadenoma)。

### (十三) 呼吸系统标本

临床病历摘要:男性,肺部 X 线检查发现肺尖部有高度致密小灶性阴影,边界锐利,患者在 16 岁时曾患肺结核病,数年后治愈。

器官:肺。

病变要点:

1. 肺切面于肺尖部近肺膜的肺实质可见有病灶形成,注意病灶的数目、大小、形状、颜色及其与周围肺组织分界等形态表现。有黑色灰末沉着。

2. 病灶内有少量芝麻大、状如石灰碎屑的白色颗粒物;质硬如砂砾(切时刀刃发生小缺口),边界清楚。

病理学诊断:钙化(calcification lesion)(肺结核病, pulmonary tuberculosis)。

思考题 此病变属于哪一类型?是怎样产生的?在镜下的形态特点又如何。

### (十四) 淋巴造血系统标本

器官:脾(spleen)。

病变描写:病灶的大小 2cm×2cm,形态呈三角状(或锥形),颜色苍白,质地硬,边界清楚。

病理学诊断:脾脏凝固性坏死。

### (十五) 呼吸系统标本

器官:肺。

病变要点:

1. 病灶位置、大小、形状及边界各如何?

2. 病灶呈灰白色略带黄色,质匀细腻,较软。其间有黑色炭末略呈同心圆分层状沉着。

病理学诊断:干酪样坏死(肺结核球)(caseous necrosis of tuberculoma of the lung)。

思考题 上述两个标本的眼观和镜下病变形态各有什么异同点?

### (十六) 消化系统标本

临床病历摘要:8 岁,男,午后不规则发热已三个月。一个月来肝区疼痛伴触痛,肝肿大达肋下 7cm;血常规检查:白细胞总数 $12.4×10^9/L$(12400/mm³),中性粒细胞 77%。

器官:肝。

病变要点:

1. 肝体积有什么变化?依据什么?

2. 切面上有什么部位见多数大小不等的囊腔形成,它们的分布特点是什么?注意腔内内容物、囊壁厚度以及囊腔周围的肝组织颜色各有什么形态特点。

3. 横膈与肝之间也见性状和上述囊腔内容物相同的物质,有的地方两者互相粘连。

病理学诊断:肝脏液化性坏死 (liquefaction necrosis of liver)(细菌性脓肿, bacterial abscesses）。

### （十七）消化系统标本

器官：阑尾（appendix）。

病变要点：

1. 高度肿胀变粗，呈什么颜色？标本在新鲜时，嗅到什么气味？（以下两项是重要特征。）

2. 表面光泽度如何？阑尾及其系膜的浆膜面覆盖一层灰黄色炎性渗出物。

3. 切面上见管壁显著增厚、原有层次结构不清、质脆，有的标本已发生穿孔。

病理学诊断：湿性坏疽（moist gangrene）。

（临床诊断：坏疽性阑尾炎，gangrenous appendicitis）。

### （十八）消化系统标本

器官：小肠（small intestine）。

请根据文字提示描写病变：（1）小肠直径；（2）小肠颜色；（3）小肠的切面。

病理学诊断：湿性坏疽（moist gangrene）。

（临床诊断：一标本为肠扭转，volvulus of small intestine；另一标本为肠套叠，intussusception of small intestine。）

### （十九）运动系统标本

器官：下肢（lower extremity）。

病变要点：

1. 从踝关节附近以下的全部足呈污秽灰黑色，质软、干燥、坚硬。

2. 病变部位与正常组织之间分界如何？

3. 小腿横剖面上箭头指示处有动脉壁增厚、管腔变窄、闭塞。

病理学诊断：干性坏疽。

【思考题】坏死和坏疽是一回事吗？为什么？为何会发生不同类型的坏疽？其形态和后果有何差别？

## 二、镜检切片

### （一）心、肺、肝、脾、肾、肠的正常组织学切片

### （二）心血管系统切片

器官：心肌。

病变要点：

1. 在低倍镜下：肌纤维的粗细较之正常者有什么不同？降低视野亮度，移至细胞核一端隐约呈黄色处观察。

2. 在高倍镜下：该处细胞两端附近有小堆黄褐色颗粒状色素，称为脂褐素。

请画出病变示意图。

病理学诊断：心肌萎缩。

【思考题】上述改变引起什么眼观变化？多发生于什么情况？

### (三) 泌尿系统切片

器官：肾(kidney)。

1. 低倍镜下找到肾皮质内显著红染的肾曲管处,观察其上皮细胞大小,以及由此所致的管腔大小各有什么改变。

2. 高倍镜下观察这些上皮细胞的胞浆内充满大量颗粒(是什么?),注意这些颗粒的染色、粗细度、均匀度以及分布疏密度等特点(参见彩图25)。

病理学诊断：肾小管上皮细胞水肿。

### (四) 肝细胞气球样变性(示教)

肝细胞高度肿胀变圆,胞浆显著疏松、透亮、空网状,核仍居中央。

思考：为什么在观察病理切片时必须严格按下列三步顺序,即肉眼观察→低倍镜观察,需要时才用高倍镜深入观察个别小区域微细改变？如果一开始就用高倍镜观察切片会有什么害处？

### (五) 消化系统切片

器官：肝。

1. 肝小叶结构存在部分肝细胞增大,胞浆内出现多数大小不一的圆形空泡,镜界清楚;在病变严重的肝细胞内,融合成一个空泡,将核挤至一侧而形似脂肪细胞。(上述病变在肝小叶上的分布位置如何?)

2. 病变明显处肝窦变窄。

请画出病变示意图。

病理学诊断：肝细胞脂肪变性(参见彩图26)。

### (六) 肝脂肪变性(苏丹Ⅲ特殊染色)(示教)

细胞内大小不等之橘红色圆形物质为脂滴。

### (七) 心血管系统切片(示教)

器官：心外膜(pericardium)。

病变要点：

1. 纤维结缔组织大量增生,心外膜明显增厚。

2. 其间细胞明显减少,大量胶原纤维融合为粗大囊状,质均匀红染。

病理学诊断：心外膜玻璃样变。

【思考题】上述改变导致眼观表现如何？引起的原因是什么？会造成什么后果？

### (八) 泌尿系统切片(示教)

器官：肾(kidney)。

病变要点:

1. 低倍镜下找到皮质区,仔细寻找紧靠肾小球的入球动脉,高倍镜下见管壁增厚,红染,均质无结构,管腔狭窄,甚至消失。

2. 部分肾小球毛细血管丛结构消失,变为红染无结构的圆形小圈。

病理学诊断:肾小球和肾小动脉玻璃样变。

## (九) 纤维素样变性(示教)

病变处原有的组织结构消失,变为折光性较强的深红染物质,呈不规则的颗粒状、杂乱成堆的细索状、小块状。

病理学诊断:纤维素样变性(fibrinoid degeneration)。

{思考题} 这种病变与玻璃样变(hyaline degeneration)比较有什么异同之处?

## (十) 乳腺良性肿瘤纤维组织黏液样变性(示教)

肿瘤性纤维细胞变为星形,酷似黏液细胞,排列极疏松,其间有大片透明的黏液样基质。

## (十一) 淋巴造血系统切片

器官:淋巴结(lymph node)。

请画出病变示意图及加文字说明。提示:着重观察① 边缘部残存的淋巴组织与坏死组织交界处的细胞核的形态变化;② 坏死组织的形态特点,注意其细胞结构和组织结构各有什么变化?

病理学诊断:淋巴结干酪样坏死(caseous necrosis in lymph node)。

## (十二) 淋巴造血系统切片

器官:脾脏(spleen)。

病变描写:

1. 坏死区组织结构轮廓存在;

2. 坏死区内细胞微细结构消失,出现核固缩、核碎裂、核溶解一系列变化;

3. 坏死区与正常区域之间可见充血性血带。

病理学诊断:凝固性坏死。

{思考题} (十一)淋巴造血系统切片和(十二)淋巴造血系统切片这两张切片的病变形态有什么不同?由此决定两者眼观形态最明显的区别是什么?

## (十三) 淀粉样变(amyloidosis)(示教)

病变区内出现粉红染的团块状物质,该处细胞数目减少。

## (十四) 钙化(calcification)(示教)

(周　韧　陈季强　杨水友)

# 实验八　修复、代偿与适应

## (REPAIR, COMPENSATION, AND ADAPTATION)

**【实验目的和要求】**

**(一) 目的**

了解组织损伤后修复、代偿和适应的过程。

**(二) 重点要求**

1. 掌握肉芽组织的结构和结局、不同类型创伤愈合的特点,以及骨折愈合的形态学特点。
2. 熟悉肥大和化生的概念及病理表现。
3. 学习和练习心脏疾病的观察和描述方法。

**【实验用品和标本】**

大体标本和病理切片。

**【实验内容和方法】**

# 一、眼 观 标 本

**(一) 心血管系统标本**

器官:心脏。

病变描写:

1. 体积增大,重量增加,室壁厚度增加。
2. 左(或右)心腔扩大。

病理学诊断:心肌肥厚和心腔扩大。

[思考题] 这个标本的病变可能由哪些原因引起? 此时, 其功能是处于代偿还是失代偿期? 为什么?

**(二) 泌尿系统标本**

临床病历摘要:4 岁, 女性, 左肾先天性发育不良 (仅重 15g, 大小为 5.5cm×3.5cm×1.5cm),右肾显著增大,重达 165g。

器官:肾。

病变描写:体积显著增大,切面见肾皮质增厚。

病理学诊断:右肾代偿性肥大(肾实质萎缩和肾盂扩张)。

**(三) 运动系统标本**

器官:兔的长管状骨。

病变要点:骨折处的骨周围有梭形膨大的骨痂形成。

病理学诊断：骨折后骨痂形成。

思考题 骨折发生后，其愈合过程经历哪些阶段？上述标本属哪一期？

## 二、镜 检 标 本

### (一) 皮肤切片

器官：皮肤(skin)。

请画出病变示意图及加文字说明(只要求画肉芽组织)(参见彩图 27)。

病理学诊断：皮肤肉芽组织形成(二期愈合)。

思考题 二期愈合如何引起？它与一期愈合的病变特点有什么不同？

### (二) 心血管系统切片

器官：心肌。

病变要点：

1. 细胞的宽窄度和细胞核的大小及染色各有什么改变？

2. 细胞浆中纵横纹清晰。

病理学诊断：心肌肥大。

### (三) 上皮化生切片(示教)

病变要点：注意黏膜上皮类型有什么改变。

器官：胃(stomach)。

病理学诊断：胃肠上皮化生。

(周　韧　陈季强　杨水友)

# 实验九　血液循环障碍
## （DISTURBANCE OF BLOOD CIRCULATION）

【实验目的和要求】

1. 掌握充血和淤血所致病变的规律及其在具体标本和切片内的形态特点和临床表现。

2. 了解出血的类型与形态表现。

3. 提高对以肝脏为代表的实质器官内弥漫性病变的眼观形态的观察、分析和描述的准确性和熟练程度;学习肺脏内弥漫性病变的镜下形态描述方法。

4. 掌握血栓形成与栓塞的概念,联系血栓形成的条件与过程,认识这两者的形态特点和结局。

5. 学习和练习心脏和血管有腔器官病变的眼观形态的观察、分析、描述和诊断等方法。提高画镜检切片示意图和文字说明的熟练程度。

6. 掌握梗死的概念与各种类型梗死形成的原因、条件及形态学特点。

7. 理解血栓、栓子、栓塞、梗死的相互关系及其结局。

8. 学习如何进行临床病理分析。

【实验用品和标本】

大体病理标本和相关病理切片。

【实验内容和方法】

# 一、眼 观 标 本

## （一）消化系统标本

器官：肝。

根据文字提示进行病变描写：

1. 体积,边缘,包膜,颜色。

2. 切面质地,花纹状,似槟榔切面,故又称槟榔肝。

病理学诊断：肝淤血(结合镜检切片所见思考)。

[思考题] 上述肝剖面上暗红部分相当于镜下什么组织结构？标本所见各种形态改变是由什么原因引起？

## （二）呼吸系统标本

临床病历摘要：患者患风湿性心脏病伴二尖瓣狭窄已八年,三年前开始常出现心悸气急,一年来伴咳嗽,咯血性泡沫痰,不能平卧。近五个月来两下肢浮肿。体检：口唇紫绀,心尖区有明显舒张期杂音。两肺有广泛湿性啰音,尤以背部为多,颈静脉怒张,肝肋下 4cm。

器官：肺。

病变要点：

1. 体积有何改变？请自述判断依据。

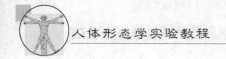

2. 切面呈褐色;可见少数散在铁锈斑点,是什么?

3. 质地变实,原有的肺细微海绵状疏松结构纹理不明显,尤以后下部肺为重。(为什么?)

4. 肺膜增厚。

注:肺组织内的散在黑色斑点为炭末沉积所致。

病理学诊断:肺淤血(结合后面的镜检切片和呼吸系统切片所见思考)。

**(三)消化系统标本**

器官:阑尾。

病变要点:

1. 轻度肿胀增粗(说明什么?)。

2. 浆膜面的小血管高度扩张。

病理学诊断:急性单纯性阑尾炎(acute simple appendicitis)。

**(四)神经系统标本**

器官:大脑。

病变要点:

1. 两侧大脑半球不对称,增大侧存在病灶。请思考此病变会引起什么相应的临床表现?

2. 请注意病灶的大小范围、病灶的颜色、该处局部的脑组织破坏程度。

3. 请注意有的标本脑室和同侧脑表面的蛛网膜下方,存在着相同性状的病灶。

病理学诊断:脑出血。

**(五)心血管系统标本**

器官:心脏。

病变要点:

1. 请观察左心室内膜存在的病灶,注意它们是弥漫性的,还是局灶性。病灶的大小与形状如何?

2. 有的标本心外膜也有类似病变。

3. 其他观察要点,如心脏大小、心尖是否钝圆、心室壁与肉柱是否肥大等。

病理学诊断:心内膜下出血。

思考题 上述大脑和心脏两个标本的病变各属什么病理类型?最主要区别是什么?是如何引起的?

**(六)心血管系统标本**

临床病历摘要:年轻男性,两个月前左大腿腹股沟处化脓、破溃、溃疡,有处深及肌肉。近一个月前左下肢逐渐肿大、水肿。检查发现,左股静脉与股深静脉阻塞。

器官:大静脉。

病变要点:

1. 管腔内充塞有一个与血管内腔形状一致的固体物。其质地的润燥、色泽各如何？有的标本的固体物部分区域呈暗褐色与灰白色相间的条纹状或层网状结构。

2. 注意有的标本所暴露的血管横切面上,此固体物与血管内膜的关系有什么特点？分界如何？有的标本内的固体物剥落处,局部内膜粗糙。

3. 有的标本可见局部血管内膜上紧密黏附的固体物,表面色泽与光滑度与内膜近似。

病理学诊断：静脉混合血栓。

〔思考题〕 上述这些标本有可能是死后血凝块吗？为什么？试推想此类病变的转归及后果。应如何预防此类病变的发生？

## (七) 心血管系统标本

器官：心脏及其瓣膜。

病变要点：

1. 病变位于哪个心瓣膜？请注意该瓣膜上有灰白色或褐色的不规则息肉状物,大小因各标本而异,从米粒到黄豆大。注意其基底部与瓣膜关系如何？有的息肉状物上部质地较松脆、易脱落。如脱落引起什么后果？

2. 心房、室壁的厚度及其腔的大小,有什么改变？为什么发生？

3. 心瓣膜的其他性质的病变,现暂不要求。

病理学诊断：心瓣膜赘生物形成。

## (八) 心血管系统标本

临床病历摘要：中年男性，因冠心病反复发作心绞痛，三个月前发现心肌有缺血性病变,心悸气促,不能平卧,一周前突感右肾区疼痛并伴有血尿。

器官：心脏。

根据文字提示进行病变描写：在心瓣膜内膜上附有血栓,观察其大小、形态、颜色、质地,以及与局部内膜的关系。

病理学诊断：混合血栓形成。

〔思考题〕 试分析你所观察的这个标本内膜上的附着物,其形成的原因和条件是什么？前述病历摘要中突然发生肾区疼痛和血尿可能是什么问题？

## (九) 呼吸系统标本

临床病历摘要： 年轻男性,2 个月前左大腿腹股沟处化脓、破溃、溃疡长约 3cm,有处深及肌肉。1 个月前左下肢逐渐肿大、水肿。检查发现,左股静脉与股深静脉阻塞。在发现该患者股静脉及股深静脉阻塞后半个月左右,某日凌晨在床上翻身时突然大叫,胸闷,随后严重气急胸痛,迅速死亡。

器官：肺及其血管。

病变要点：肺动脉总干腔内有长圆柱状灰白色或灰黄色固体物充塞。注意它与血管壁的关系。

病理学诊断：肺动脉血栓栓塞(pulmonary arter thrombo-embolism)。

〔思考题〕 此标本是血栓形成吗？为什么？在此标本内会有梗死吗？为什么？

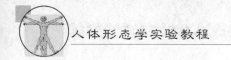

### (十) 淋巴造血系统标本

器官与病变要点：自行总结。

过去已从细胞与组织的损伤角度出发实习了这些标本。现在,再以局部血液循环障碍的观点进行深入观察思考,你对这种病变的发生、发展规律和形态特征有哪些进一步的认识?

病理学诊断：脾贫血性梗死。

### (十一) 心血管系统标本

器官：心脏。

请自行描写病变。

病理学诊断：心肌贫血性梗死。

### (十二) 心血管系统标本

临床病历摘要：中年男性,多年来反复发作心前区疼痛,医院诊为"冠心病"。三个月前因劳累突然发生持续性心前区剧痛,伴气急、大汗、肢体发冷。经治疗后好转。今晨在大便时又两次发作,经抢救无效而死亡。

病变要点：

1. 心室壁切面上病灶的分布部位、大小形态如何?

2. 病灶处的色泽和肌纹理结构有什么变化?

3. 病灶与周围组织交界处有什么改变?

病理学诊断：心肌贫血性梗死。

思考题 为什么这个标本的病灶不像上面脾、肾等器官内者具有特征性形状?

### (十三) 呼吸系统标本

器官：肺。

病变要点：

1. 切面上见到什么病灶?位于何处?大小如何?

2. 病灶具有什么特征性的形状?形状上各有什么规律?有的标本中,在朝向门部的病灶侧附近,可见动脉分支的腔内有什么?

3. 病灶的色泽、质地有哪些特点?

4. 病灶处的局部浆膜面变粗糙,其表面有薄层灰黄色炎性渗出附着。(可产生什么临床现象?)

5. 全肺有无弥漫性病变?与上述病灶的形成有无关系?

病理学诊断：肺出血性梗死。

### (十四) 神经系统标本

器官：脑。

病变要点：

1. 切面上见病灶位于何处?略呈楔形,大小如何?

2. 部分病灶内组织已液化脱失,残留组织破碎,不规则,灰褐色、灰黄色,质松软。

3. 病灶表面脑膜有灰黄色脓液渗出。

病理学诊断:脑败血性梗死。

[思考题] 上述五个标本共代表哪几种病变类型?它们的好发器官、发生的条件和机理,以及形态特点如何?其结局与对机体的影响又各怎样?

# 二、镜检切片

## (一) 消化系统切片

器官:肝。

病变描写:

1. 肝小叶结构存在,小叶中央静脉及附近肝窦扩张、淤血,邻近的肝小叶淤血区相互沟通,形成淤血道。

2. 淤血区中,肝细胞出现萎缩,甚至消失,肝细胞板中断,而周围的肝细胞则出现脂肪变性。

病理学诊断:肝淤血(参见彩图 28)。

## (二) 呼吸系统切片

器官:凭眼观察能辨认这是肺切片,为什么?

病变要点与观察方法:

首先,可用肉眼全面观察整块组织判断:① 病变局灶还是弥漫性?② 如果是弥漫性,是更疏松,还是变实了?然后进行镜检。

1. 全切片内肺组织的肺泡中隔明显增宽,肺泡腔内的淡红色染色均质物是什么?少量红细胞为什么会出现?(由此可产生什么临床表现?)

2. 高倍镜下可见肺泡中隔增宽是由于其中的毛细血管腔高度扩大所致,根据什么可判定它是扩大的?小静脉也呈相同变化。

病理学诊断:急性肺水肿(acute pulmonary congestion and edema)(参见彩图 29)。

## (三) 呼吸系统切片

请画出病变示意图及加文字说明。提示:除前一呼吸系统切片的病变要点 1 和 2 的内容外,还要注意肺泡中隔内有纤维结缔组织等增生,肺泡内出现多数成堆或散在分布的巨大细胞,其胞浆内含多量棕黄色颗粒。这是什么物质?这种细胞名为什么?(思考:它大量出现时说明什么?临床产生什么症状?)此例的胞浆内还有多量黑色炭末。

病理学诊断:慢性肺淤血(参见彩图 30)。

[思考题] (二)和(三)两切片各由什么原因引起?临床上可能产生什么症状?

## (四) 心血管系统切片

标本来源:冠状动脉内容物。

1. 淡红染色的分支交叉板梁状结构是由什么成分组成的？

2. 较多中性粒细胞大多沉积于板梁的周边部。

3. 充满板梁之间的是大量红细胞。画病变示意图并加文字说明(注：此片内纤维素已不明显)。

病理学诊断：混合血栓形成。

## (五) 心血管系统切片

器官：静脉。

病变要点：

1. 管腔消失，充满管腔的血栓已被肉芽组织所取代。

2. 局部管壁内皮细胞消失，从内膜中增生和长入管腔内的物质是什么成分？

其间散在分布有深蓝染色小圆形核、胞浆不明显的淋巴细胞。

病理学诊断：血栓机化。

## (六) 泌尿系统切片

器官：肾。

病变描写：

1. 组织块中间近表面处的浅红色、丧失原有器官纹理的均质区为病灶处。

2. 病灶处的组织结构轮廓存在，但细胞微细结构消失。

3. 病灶与正常组织之间可见充血反应带。

病理学诊断：肾贫血性梗死。

## (七) 呼吸系统切片

器官：肺。

病变要点：

1. 眼观呈红染实质变区内的组织结构和细胞微细结构，各有什么变化？充满实变区内的红细胞，除边缘部尚保持细胞的外形轮廓外，大多均已崩解、消失、呈红染无结构状。

2. 眼观尚呈疏松结构区组织有什么病变？

3. 上述二区交界处组织内充满大量红细胞与白细胞等。

病理学诊断：肺出血性梗死(参见彩图 31)。

【思考题】 上述镜下病变可引起哪些临床表现？

(周　韧　陈季强　杨水友)

# 实验十　炎症
## （INFLAMMATION）

【实验目的和要求】
1. 认别组织切片中的炎症细胞。
2. 渗出性炎症的共同特点及各类渗出性炎症的眼观和镜检特点。
3. 变质性炎症及增生性炎症的特点。
4. 炎症的转归及结局。
5. 通过动物实验了解炎症中血管的改变和白细胞的渗出过程。

【实验用品和标本】
大体病理标本和病理切片。实验动物——青蛙。

【实验内容和方法】

# 一、眼 观 标 本

## （一）心血管系统标本

器官：心脏。

临床病历摘要：成年男性，突然高热，寒战一个多月，下肢浮肿，气急不能平卧十余天。

体检：脉搏 140 次/分，白细胞总数为 $20.3×10^9$/L（20300/mm³），中性粒细胞计数 95%。心区听诊可闻及心包摩擦音。

病变要点：心外膜表面有大量纤维蛋白渗出，呈黄白色绒毛样，此渗出物较易脱离。

病理学诊断：纤维素性心外膜炎（fibrinous pericarditis）。

## （二）心血管系统标本

器官：心脏。

临床病历摘要：青年男性，全身发冷、发热。左大腿化脓性炎。心包穿刺有脓液，经培养发现金黄色葡萄球菌生长。

病变要点：注意心外膜、心内膜及心包壁层发生了什么变化？与前述标本所见有何不同？

病理学诊断：化脓性心包炎（purulent pericarditis）。

## （三）呼吸系统标本

器官：肺。

病变要点：自行观察、讨论。

病理学诊断：纤维素性胸膜炎（fibrinous pleurisy）。

## （四）消化系统标本

器官：肝。

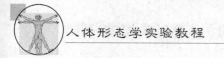

病变特点：横膈下可见小脓腔。肝内胆管中可见结石。肝切面可见多个散在的小脓肿，壁厚约 0.1mm。腔内黄白色脓液已流失。囊周肝组织呈暗红色。

病理学诊断：细菌性肝脓肿。

### （五）神经系统标本

器官：大脑。

病变要点：大脑表面蛛网膜下腔可见脑沟饱满。有淡黄色脓液形成。脓液有多处将脑沟内血管覆盖。

病理学诊断：化脓性脑膜炎（purulent meningitis）。

### （六）呼吸系统标本

器官：气管。

病变要点：注意咽部及气管、支气管黏膜发生了什么变化。

病理学诊断：假膜性炎（pseudomembranous inflammation）（临床诊断：气管白喉，diphtheria of treachea）。

【思考题】此类渗出性炎症的转归如何？

### （七）消化系统标本

临床病历摘要：成年男性，右上腹发现进行性增大肿块已 7 天，且随呼吸、咳嗽而疼痛加剧。肝穿刺抽出多量巧克力色脓液并找到阿米巴滋养体。

病变要点：切面有何病变？病灶大小如何？囊壁有何特点？如何形成？

病理学诊断：阿米巴肝"脓肿"。（为什么脓肿二字打引号？）

### （八）消化系统标本

临床病历摘要：青年男性，腹痛，大便不规则 7~8 年，伴有丘疹，去年 10 月大便孵化血吸虫卵阳性。

器官：结肠。

病变要点：结肠黏膜中央可见一条束状物，肠腔狭窄，肠壁增厚，浆膜面肠脂垂脂肪组织明显增生。

病理学诊断：肠血吸虫病伴息肉形成（schistosomiasis of colon with polyp formation）。

### （九）皮肤标本

标本来源：皮下组织（subcutaneous tissue）。

临床病历摘要：成年男性，2 个月前在农田赤脚劳动时，不慎踏于竹签折断，未能拔出残端。当时因农忙，未及时就医。现感局部有硬结，重踏时隐痛，速作手术摘除。

病变要点：（自行观察、讨论。）

病理学诊断：异物肉芽肿（foreign body granuloma）。

## （十）皮肤标本

标本来源：乳腺皮肤（skin of breast）。

临床病历摘要：青年女性，数月前因患哺乳期间乳腺炎而切开排脓，因引流不畅，局部创口不愈，长期流脓而作手术切除。

病变要点：梭形皮肤一块，中央有一直径约 0.5cm 的窦道，深达皮下脂肪组织，窦道周围疤痕形成，附近皮肤色素沉着。

病理学诊断：皮肤窦道（skin sinus）形成。

【思考题】根据上述标本，我们应该从中吸取什么教训？

# 二、镜 检 标 本

## （一）女性生殖系统切片

器官：宫颈（cervix）。

病变要点：病变为一息肉，突出于外部生长，分叶状。表面及其内见腺上皮、毛细血管、成纤维细胞增生以及淋巴细胞及浆细胞浸润，并伴间质水肿。

本次实习仅要求观察组织切片中的淋巴细胞及浆细胞。前者体积小、圆形，胞浆一般不能见到，只见一深染的核。后者细胞可呈圆形或椭圆形，胞浆较丰富，嗜碱性，常偏于细胞一端。典型者核染色质凝集成小块状，多集中分布于核膜下，形成"车轮状"结构。此外，请仔细寻找，有少数细胞（大多在血管腔内）的胞浆明显红染，核呈分叶状，此为嗜酸性粒细胞。

病理学诊断：宫颈息肉（参见彩图 32）。

## （二）神经系统切片

器官：大脑（cerebrum）。

病变要点：本次实验要求观察化脓性脑膜炎之蛛网膜下腔内渗出的中性粒细胞及大单核细胞。前者可见分叶状的核，体积较小；后者体积较大，胞浆丰富，核呈卵圆形或肾形，居中或偏于细胞一侧。

请画出各炎症细胞示意图并加文字说明。

【思考题】各种炎症细胞的主要功能如何？

## （三）异物巨细胞（foreign body giant cell）（示教）

## （四）心血管系统切片

器官：心外膜（pericardium）。

病变要点：心外膜下充血，组织因水肿而疏松，其中可见较多量炎症细胞浸润。心外膜表面覆有大量细状红染的纤维蛋白，有的凝聚成条索状或片块状，其间也夹杂有大量炎症细胞。

病理学诊断：心外膜纤维素性炎。

## （五）消化系统切片

器官：肝。

病变要点：

1. 肝内病灶是多发性还是单发性？病灶界限是否清楚？

2. 病灶处可见什么细胞？该处肝细胞是否存在？为什么？

病理学诊断：肝脓肿。

## （六）皮肤切片

器官：皮肤。

病变要点：

1. 皮肤、皮下组织及横纹肌的间质十分疏松，为什么？

2. 上述组织有什么炎症细胞浸润？其分布如何？

3. 上述组织是否有变性、坏死等改变？

病理学诊断：皮下组织蜂窝织炎（phlegmonous inflammation of skin, subcutaneous tissue and muscle）。

[思考题] 试比较(五)消化系统切片及(六)皮肤切片这两张切片的异、同点。

# 三、动 物 实 验

以青蛙肠系膜观察炎症的血管变化、白细胞游出及血栓形成。

## （一）目的

1. 通过实验观察炎症发生、发展过程中血管及血流的变化以及白细胞游出血管的现象。

2. 观察血栓形成及形态。

## （二）方法及步骤

1. 使蛙仰卧于蛙板上，将一侧腹壁紧贴蛙板之圆孔，并将四足用大头针固定于板上。

2. 剪开贴近圆孔一侧的青蛙下腹壁皮肤、肌肉等(切口 1.5cm 左右)，轻轻地将肠管拉出，固定于圆孔四周，使肠系膜展开(注意：不宜拉得过紧，以免血液停滞及血管破裂)。

3. 透过圆孔，用低倍镜观察肠系膜血管的变化。

同学们自行记录观察结果。辨别：动脉、静脉与毛细血管，红细胞与白细胞，轴流与边流。暴露一段时间后观察血流速度变化，轴流、边流改变，白细胞靠边、黏着和游出等现象。

4. 选择一中等大小的静脉，用手指挤压，使血流停止 1~2 分钟，然后在损伤处以显微镜观察血栓形成及形态结构。

（三）肉眼观察

固定：将蛙下腹部紧贴蛙板的孔，覆盖孔的 1/3。胸部"工"形开腹。提起腹壁，在无血管处剪开，避开血管。将无齿摄子夹一下血管就能形成血栓。观察血流爬坡现象，或者看到乳白色血栓。

注意：关键是拉肠系膜的松紧适度。

（周　韧　陈季强　杨水友）

# 实验十一　肿瘤
## （TUMOR）

【实验目的和要求】

1. 学习如何观察和描述肿瘤的眼观及镜检所见。掌握肿瘤的生长方式及扩散规律。

2. 进一步学习和练习如何观察、分析、判断肿块性质的思维方法,并进行初步诊断。

3. 掌握常见上皮性良、恶性肿瘤的特点及描述方法。

4. 学习如何分析、判断肿块性质的思维方法。

5. 掌握鳞癌、腺癌的镜下特点。

6. 掌握常见间叶组织来源的良、恶性肿瘤的形态特点及描述方法。

7. 掌握常见各类肿瘤的形态、好发部位及生物学行为等特点。

8. 掌握常见的间叶组织肿瘤的镜下特点。

9. 小班讲课：葡萄胎和绒毛膜上皮癌。

10. 介绍临床常用的病理检查方法。

【实验用品和标本】

心、肺、肝、脾、肾、胃的大体病理标本和病理组织切片。

【实验内容和方法】

# 一、眼 观 标 本

**（一）女性生殖系统标本**

器官：子宫。

病变要点：该器官体积增大、变形,表面可见结节隆起,切面见肌壁内有数个大小不等的结节,直径约 3~5cm,边界清楚。结节灰白色,切面呈纵横交错的编织状条纹,质硬韧。

病理学诊断：子宫平滑肌瘤(leiomyoma of uterus)。

**（二）女性生殖系统标本**

标本来源：阴唇部(labia of vulva)。

病变要点：注意肿瘤外形,有无瘤蒂? 蒂长及蒂粗各如何? 肿瘤表面覆以什么? 质地如何? (此肿瘤如触之,质较软而韧)

病理学诊断：大阴唇有蒂纤维瘤(pedunculated fibroma of labia)。

**（三）女性生殖系统标本**

器官：乳腺(breast)。

病变要点：乳腺切面见灰白色肿物,边缘呈树根样或蟹足状侵入周围组织,边界不清(黄色为脂肪组织,灰红色为肌肉组织)。

病理学诊断：乳腺癌(carcinoma of breast)。

## （四）淋巴造血系统标本

器官：淋巴结。

请自行描写病变特点。

病理学诊断：肠系膜淋巴结转移性癌(metastatic carcinoma in mesenteric lymph node)。

## （五）消化系统标本

临床病历摘要：成年男性，肝区肿大伴疼痛 4 月余，体检时于肝区摸到结节状肿块两个，腹部较膨隆，穿刺有血性腹水。患者有咳嗽，痰中带血，全身高度消瘦。

器官：肝。

请自行描写病变特点。

病理学诊断：肝细胞癌。

思考题 注意肿瘤分布之特点。瘤结节边界是否清楚？镜下表现如何？

## （六）消化系统标本

器官：肠系膜(mesentery)。

病变要点：注意观察肠系膜表面是否光滑，有无结节，结节大小、色泽及分布如何？

病理学诊断：肠系膜种植性转移(implantation metastasis to mesentery)。

## （七）女性生殖系统标本

器官：乳腺(breast)。

病变要点：自行观察、讨论并试做初步诊断。

病理学诊断：乳腺纤维腺瘤(参见彩图 33)。

## （八）女性生殖系统标本

标本来源：卵巢(ovary)。

请自行描写病变特点：从肿瘤的大小、表面及切面的特征，以及颜色等各方面进行描述。

病理学诊断：卵巢多房性黏液性囊腺瘤(mucinous multilocular cystadenoma of ovary)。

## （九）男性生殖系统标本

器官：阴茎。

病变要点：自行观察、讨论。

病理学诊断：阴茎鳞状细胞癌(squamous cell carcinoma of penis)。

## （十）消化系统标本

器官：食管(esophagus)。

病变要点：自行观察、讨论。

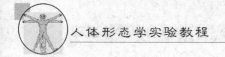

病理学诊断：食管鳞状细胞癌。

### (十一) 消化系统标本

器官：胃。

请自行描写病变特点。

病理学诊断：胃腺癌。

### (十二) 消化系统标本

器官：结肠(colon)。

病变要点：自行观察、讨论。

病理学诊断：结肠腺癌(adenocarcinoma of colon)。

### (十三) 泌尿系统标本

器官：膀胱。

病变要点：自行观察、讨论。

病理学诊断：膀胱乳头状移行上皮癌(papillary transitional cell carcinoma of bladder)。

思考题 上述(五)、(六)、(七)、(八)共 4 个标本的患者,在临床上可能出现哪些症状及体征? 可以采用哪些手段进行诊断?

### (十四) 皮肤标本

标本来源：皮下组织(subcutaneous tissue)。

病变要点：肿瘤呈何种形态,境界是否清楚,有无包膜? 切面有何特点? 质地如何?

病理学诊断：皮肤纤维瘤。

### (十五) 皮肤标本

标本来源：皮下组织。

请描写病变：自行描述肿瘤大小、形状、质地、色泽、包膜及切面性状等。

病理学诊断：脂肪瘤。

### (十六) 消化系统标本

器官：肝。

病变要点：自行观察、讨论。

病理学诊断：肝脏蔓状血管瘤(cavernous hemangioma of liver)。

### (十七) 淋巴造血系统标本

器官：脾脏(spleen)。

病变要点：体积是否正常? 切面可见到什么病变?

病理学诊断：脾脏淋巴管瘤(lymphangioma of spleen)。

## (十八) 软组织标本

标本来源：真皮及皮下组织。

病变要点：注意肿瘤的生长方式及质地。

病理学诊断：纤维肉瘤(fibrosarcoma)。

## (十九) 运动系统标本

标本来源：股骨、腓骨或胫骨。

请描写病变：描写要点为肿瘤发生部位、生长方式、质地，是否破坏正常组织等。

病理学诊断：骨肉瘤。

## (二十) 女性生殖系统标本

器官：子宫(uterus)。

病变要点：重点观察子宫颈的病变，是良性，还是恶性，为什么？

病理学诊断：宫颈鳞状细胞癌。

## (二十一) 女性生殖系统标本

标本来源：宫内刮出物。

病变要点：自行观察、讨论。

病理学诊断：葡萄胎。

## (二十二) 女性生殖系统标本

器官：子宫。

病变要点：注意子宫及宫腔大小、肿瘤发生部位及特征、有无水泡状物，生长方式如何？

病理学诊断：侵袭性葡萄胎(恶性葡萄胎)。

## (二十三) 女性生殖系统标本

器官：子宫。

病变要点：腔内面的黑褐色肿块是什么？看到这种病变，首先应考虑是什么肿瘤？为什么？

请描写病变。

病理学诊断：子宫绒毛膜癌。

## (二十四) 女性生殖系统标本

器官：卵巢(ovary)。

请描写病变。

病理学诊断：畸胎瘤(皮样囊肿)。

## (二十五) 生殖系统标本

标本来源部位：骶尾部(sacrum)。

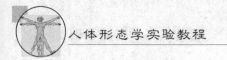

病变要点：注意肿瘤的切面，并与其他肿瘤相比较，有何特点？

病理学诊断：骶尾部畸胎瘤(teratoma of sacrum)。

### (二十六) 运动系统标本

标本来源：(1) 足(foot)；(2) 手指(finger)。

病变要点：注意肿块的外形、颜色，并思考此肿瘤来源于何种细胞？足部肿瘤，标本上悬挂着肿大并切开的腹部沟淋巴结，呈黑褐色，这说明什么？

病理学诊断：黑色素瘤。

### (二十七) 消化系统标本

标本来源：大鼠(rat)肝脏。

病变要点：此动物用奶油黄喂饲后，肝脏逐渐增大。解剖时，见肝内有灰白色肿瘤结节，此即实验性动物肿瘤模型。

病理学诊断：实验性肝癌(experimental carcinoma of liver)。

### (二十八) 动物实验标本

标本来源：小鼠(mouse)。

病变要点：此动物用小鼠。恶性黑色素瘤细胞作尾静脉注射，标本(1)由于注射时部分瘤细胞漏向血管外进入局部皮下组织，注射后 10 天左右，出现皮下肿块并逐渐增大。解剖时，见肿瘤切面呈黑色，此即动物移植性肿瘤。标本(1)及标本(2)肺内均可见黑褐色瘤结节，系血道转移性肿瘤。

病理学诊断：皮下种植性黑色素瘤和肺转移性黑色素瘤 (transplantation melanoma of subcutaneous tissue and /or metastatic melamoma of lung)。

## 二、镜检切片

### (一) 淋巴造血系统切片

组织来源：淋巴结。

请描写病变(重点：通过此片观察，了解并描述典型的恶性肿瘤细胞的形态特点，即肿瘤细胞学方面的异型性。还要注意该肿瘤组织有无出血及坏死)。

病理学诊断：间变性癌(anaplastic carcinoma，即具有高度异型性的癌)(参见彩图 34 和彩图 35)。

### (二) 淋巴造血系统切片

组织来源：淋巴结。

病变要点：全面观察切片。注意淋巴结结构，其表面为薄层纤维被膜，可见输入淋巴管穿行，被膜下有淋巴窦，皮质浅层可见许多圆形的淋巴小结。同时注意输入淋巴管及被膜下淋巴窦有无扩张，腔内充满着什么成分？淋巴结结构是否被破坏，由什么成分取代？

病理学诊断：淋巴结转移性癌(metastatic carcinoma in lymph node)(参见彩图 36 和彩图 37)。

## (三) 男性生殖系统或皮肤切片

组织来源：阴茎龟头或皮肤(glans penis or skin)。

病变要点：注意观察肿瘤的组织来源、分化程度及生长方式,特别注意乳头的结构,中间部分由纤维结缔组织及小血管构成,称为什么?

病理学诊断：皮肤鳞状细胞乳头状瘤(squamous cell papilloma of skin)(参见彩图 38)。

## (四) 消化系统切片

组织来源：食管(esophagus)。

请画出病变示意图并加文字说明。提示：① 注意肿瘤的生长方式及分化程度;② 能否根据肿瘤细胞的形态特点判断其组织来源?③ 该肿瘤组织已侵犯该器官的哪一层?

病理学诊断：食管鳞状细胞癌(squamous cell carcinoma of esophagus)(参见彩图 39)。

## (五) 消化系统切片

器官：胃(stomach)。

请画出病变示意图并加文字说明(注意观察肿瘤的组织来源, 找出残留的正常组织结构,然后详细观察肿瘤组织的异型性,包括组织结构及细胞学方面的异型性,注意其生长方式、浸润深度)。

请联系眼观标本(十)的形态改变。

病理学诊断：胃腺癌(参见彩图 40 和彩图 41)。

## (六) 女性生殖系统切片

器官：乳腺(breast)。

病变要点：注意肿瘤来源于乳腺组织的小导管上皮,呈浸润性生长,肿瘤细胞排列成团块或条索状,缺乏或很少形成腺管状结构。据此应作何诊断,其生物学特性如何?

病理学诊断：乳腺单纯癌(carcinoma simplex of breast)。

## (七) 示教

器官：淋巴结(lymph node)。

病理学诊断：霍奇金病(Hodgkin disease, 注意寻找 R-S 细胞,这是诊断该肿瘤的重要特征)。

## (八) 皮下组织切片

标本来源：皮下组织(subcutaneous tissue)。

请画出病变示意图,并加文字说明。提示：注意肿瘤细胞的形态、分化程度、有无胶原纤维、何排列方式、有无包膜。

病理学诊断：纤维瘤(fibroma)。

### (九) 软组织切片

标本来源：真皮及皮下组织(dermis and subcutaneous tissue)。

请画出病变示意图，并加文字说明。提示：同镜检切片(八)皮下组织切片，特别注意肿瘤细胞的异型性，何者明显，该片一侧可见鳞状上皮，呈网状结构者系真皮乳头层的斜切面。

病理学诊断：纤维肉瘤(fibrosarcoma)。

### (十) 运动系统切片

标本来源：股骨(femur)。

病变要点：肿瘤细胞分化较差，异型性明显，核深染，可见病理性核分裂及瘤巨细胞，肿瘤组织中可见呈均匀粉红色的条索状及小团块，其周围排列有多边形胞浆嗜碱性的肿瘤细胞，这是什么组织？对诊断该肿瘤有何价值？

病理学诊断：骨肉瘤(osteosarcoma of femur)。

思考题 这种肿瘤常发生于什么年龄、什么部位，生物学行为如何？

### (十一) 女性生殖系统切片

标本来源：宫内刮出物。

请画出病变示意图，并加文字说明。提示：与正常绒毛结构进行比较，其体积是否增大，间质有无血管，是否有水肿，表层滋养层细胞有无增生，试描述此肿瘤的镜下特点。

病理学诊断：葡萄胎(参见彩图42和彩图43)。

### (十二) 女性生殖系统切片

标本来源：子宫(uterus)。

病变要点：此肿瘤由什么细胞构成？有无绒毛结构？有无浸润及出血？

病理学诊断：子宫绒毛膜上皮癌(chorioepithelioma of uterus)(参见彩图44)。

思考题 上述镜下变化使此肿瘤眼观形态有什么特点？

(周 韧 陈季强 杨水友)

# 第三部分 人体系统形态学实验 ▶▶

## 第一章 运动系统
## (MOTOR SYSTEM)

### 实验十二 骨与骨连结
### (BONE AND BONY UNION)

**【实验目的和要求】**

掌握骨的形态分类和结构,了解骨的生长和发育;掌握关节的基本结构和辅助结构,了解骨连结的意义及分类、关节的分类及运动形式;掌握躯干骨的组成和功能;掌握脑、面颅诸骨的名称、位置和筛骨、颞骨、上颌骨、蝶骨的分部和下颌骨的形态结构;掌握上、下肢骨的名称及其连结。

**【实验用品和标本】**

骨骼及骨连结标本。

**【实验内容和方法】**

## 一、骨 学 总 论

1. 掌握骨的形态分类和结构;
2. 了解不同年龄骨的理化特性和长骨的生长方式及骺的骨化;
3. 了解骨的生长和发育。

## 二、骨与骨连结总论

1. 了解骨连结的意义及分类;
2. 掌握关节的基本结构和辅助结构;
3. 了解关节的分类及运动形式。

**思考题**

1. 解剖的方位和切面有哪些?如何区别?
2. 骨的基本结构有哪些?有何意义?

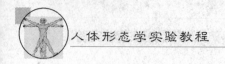

3. 骨的化学成分及从幼年到老年的变化如何？从幼年到成年长骨是怎样增长和增粗的？

4. 试述关节基本结构、辅助结构及其功能意义。

## 三、躯干骨及其连结

掌握躯干骨的组成和功能。

### （一）脊柱

熟悉脊柱的位置、组成、分部及功能。掌握椎骨的一般形态，了解其临床意义。掌握各部椎骨的特征。

了解游离椎骨间骨连结的几种形式，掌握椎体间、椎弓间及突起间连结的形态、结构、功能及临床意义。掌握脊柱整体观及其运动。

### （二）骨性胸廓

熟悉其组成及功能。掌握一般肋骨的形态结构，了解特殊肋骨的特征。

掌握胸骨的分部、各部形态结构及与肋的连结。

了解肋与脊柱、肋与胸骨及下位肋与肋间的连结。掌握骨性胸廓的整体观及运动。

### （三）掌握躯干骨的骨性标志

【思考题】

1. 躯干骨的名称和重要的骨性标志有哪些？

2. 椎骨的连结有几种形式？请分别具体说明并联系其功能与临床意义。怎样以脊柱的形态结构来理解它的功能。

3. 试述骨性胸廓的构成（包括骨连结）及其运动。

4. 试述椎间盘的构造，为什么椎间盘脱出多见于下腰部？

## 四、颅骨及其连结

### （一）颅骨

掌握脑、面颅诸骨的名称、位置和筛骨、颞骨、上颌骨、蝶骨的分部和下颌骨的形态结构。

了解颅盖内、外面及颅侧面的形态结构，掌握颅底内、外面的形态结构。掌握眶和骨性鼻腔的形态结构和邻通。掌握鼻窦的名称、位置、开口及额窦、上颌窦的体表部位。

掌握新生儿颅的特征及生后变化。

### （二）颅的连结

了解颅的连结形式，掌握下颌关节的结构特点及运动。

掌握颅的骨性标志。

〔思考题〕

1. 试述各分离颅骨的名称和位置。

2. 试述眶的形态结构和邻通。

3. 试述骨性鼻腔的形态结构与通邻及鼻窦的位置与开口。

4. 上颌窦及额窦的体表位置如何确定？何处窦壁最薄？为什么上颌窦的炎症较其他诸窦多见？

5. 试结合标本叙述颅底内、外面的重要结构。

6. 试述颅骨的连结与前、后囟的位置及临床意义。

7. 试述下颌关节的结构特点及功能。

8. 试结合活体摸认颅的骨性标志。

# 五、四肢骨及其连结

## (一) 上肢骨及其连结

1. 上肢骨

掌握上肢骨的组成、分部和各骨的名称、排列、主要的形态特征和骨性标志。

了解肱骨、桡骨和尺骨滋养孔的部位。掌握上肢骨的骨性标志。

2. 上肢骨连结

了解上肢带骨连结的类型、结构与功能。

掌握肩、肘、腕关节的结构特点与功能,并了解其临床意义。

掌握前臂骨连结及拇指腕掌关节的结构和功能。了解腕横关节、腕掌关节、掌指关节和指关节的形态结构。

〔思考题〕

(1) 试述上肢骨的分部、名称和排列。

(2) 活体上你能摸到哪些上肢骨性标志?

(3) 试述肩、肘、腕关节在形态结构上的特点和功能意义。为什么肩关节的脱位多见于其前下方,桡骨小头半脱位多见于 4 岁以下的幼儿? 如何确定肘关节脱位或骨折?

(4) 前臂的旋前旋后运动发生在什么关节? 三角纤维软骨盘损伤,将出现何种现象,为什么?

(5) 请指出自己身上的拇指腕掌关节部位,并说明其形态与功能特点。

## (二) 下肢骨及其连结

1. 下肢骨

掌握下肢骨的组成、分部和排列关系,掌握髋骨、股骨、胫骨和腓骨各部的重要形态结构和骨性标志,了解足骨的分部和各骨盆轴。

2. 下肢骨连结

了解髋骨与脊柱之间的连结、耻骨联合的结构特点和功能意义。掌握骨盆的分部及测量标志,了解其功能、形态与骨盆轴。

掌握髋、膝、踝关节的组成、结构特点和功能,了解其临床意义,掌握小腿骨间连结的特点及跗骨间关节的结构与功能。

了解跗跖关节、跖趾关节、趾关节的结构和功能,了解足弓的组成、形态和功能意义。

思考题

(1) 试述下肢骨的分部、排列及下肢骨的重要形态及其意义,并摸认下肢骨的骨性标志。

(2) 试述下肢骨与上肢骨相应的骨有何类似或差异。为什么会出现这种差异?

(3) 髋、膝、踝关节的形态结构有何特点? 为什么髋关节脱位比肩关节少,且多属后脱位?如何确定胫侧副韧带,或前、后交叉韧带断损?为什么踝关节扭伤多见于外侧且都发生在足跖屈时?

(4) 试从形态与功能的统一性来认识上肢骨连结与下肢骨连结在形态结构上的异同。

(凌树才　陈季强)

# 实验十三  骨骼肌
## (SKELETAL MUSCLE)

**【实验目的和要求】**

了解各类肌肉的分类、形态结构、起止和作用,掌握肌群配布与关节轴的关系。

**【实验用品和标本】**

尸体及肌肉标本。

**【实验内容和方法】**

## 一、肌 学 总 论

了解肌的概念,了解骨骼肌的形态结构、分类、起止和作用,掌握肌群配布与关节轴的关系,了解肌的命名规律,掌握肌的辅助结构。

## 二、头 肌

**(一) 表情肌**

掌握颅顶肌、眼轮匝肌、口轮匝肌、颊肌的位置、形态、作用及损伤表现。了解其他表情肌的分布概况及其功能意义。

**(二) 咀嚼肌**

掌握咬肌、颞肌的位置、功能和肌性标志。了解翼内、外肌的位置和作用。

## 三、颈 肌

掌握颈肌的分群、分层及胸锁乳突肌的功能。
掌握颈部的肌性标志。

## 四、躯 干 肌

掌握躯干肌的分部、分层和配布概况,并掌握其主要的肌性标志。

**(一) 骨肌**

1. 掌握斜方肌、背阔肌、肩胛提肌、菱形肌、骶棘肌的位置和功能。
2. 了解背部筋膜的配布概况。

**(二) 胸肌**

掌握胸上肢肌、胸固有肌的位置、配布和功能。

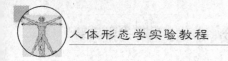

### （三）膈

掌握膈的位置、形态（包括裂孔的位置），通过内容及功能，膈的薄弱部位和意义。

### （四）腹肌

掌握腹肌的分群、形态、层次、纤维方向和作用。掌握腹股沟管的位置、构成和内容以及腹直肌鞘的组成特点，并了解它们的临床意义。了解腹部筋膜的名称和分布概况。

### （五）盆底肌和会阴肌

了解盆底肌的配布及意义，了解会阴的定义与界限。掌握盆膈、尿生殖膈的位置、构成与意义，了解盆底肌、会阴肌的位置与作用。

# 五、四 肢 肌

### （一）上肢肌

1. 根据上肢肌的功能特点，掌握上肢肌的分部、分群、排列概况和作用。
2. 掌握手肌的分群（外侧群、中间群的蚓状肌和骨间肌、内侧群）、位置及功能。
3. 了解腕部和手部的腱鞘及其意义。
4. 了解上肢各局部的组成与内容，并了解其意义。

### （二）下肢肌

1. 根据下肢肌的功能特点，掌握下肢肌的分部、分群、分层排列概况和作用。
2. 了解足肌的分布概况。
3. 了解下肢的筋膜和腱鞘，掌握卵圆窝的位置、形式和意义。
4. 了解下肢各局部的组成、内容及意义。

【思考题】

（1）骨骼肌分几种形态？其分布规律与功能（包括与关节的关系）如何？

（2）肌的辅助结构包括哪些？有何意义？

（3）头颈、躯干、四肢诸肌的名称、分层、排列关系如何？各肌群对关节的作用如何？哪些肌肉对内脏起支持保护作用？参加呼吸的肌肉有哪些？其中以哪些为主？

（4）试述腹前外侧壁肌的分层、纤维方向和作用。

（5）腹白线切口、阑尾切口、旁正中切口、疝切口时，由浅入深要经过哪些层次结构方达腹膜？

（6）解释下列结构的形成与意义：

    ① 腹白线

    ② 腹股沟韧带

    ③ 陷窝韧带

    ④ 腹直肌鞘及半环线

⑤ 腹股沟镰

⑥ 海氏三角

⑦ 腹股沟管

⑧ 股三角

(7) 试述躯干部有哪些薄弱点可能导致疝的发生？

(8) 如何区分腹股沟斜疝和直疝？

(9) 试述肱骨干(三角肌止点上、下)骨折、桡骨干(旋前圆肌止点上、下)骨折、股骨颈骨折及股骨下端骨折时,上、下骨折段将分别出现向何方错位？

(10) 头颈、躯干和四肢分别有哪些肌性标志？请在活体上指出。

(11) 会阴位于何处？它由哪些结构组成？男、女会阴各有哪些器官通过？

(凌树才　陈季强)

# 第二章　循环系统
# （CIRCULATORY SYSTEM）

## 实验十四　心脏解剖结构
### （ANATOMY OF HEART）

**【实验目的和要求】**

1. 掌握心脏的位置、外形。心脏各腔（右心房、右心室、左心房、左心室）的形态结构。房中隔与室中隔的形态结构及易发生先天性缺损的部位。

2. 了解心壁构造，掌握心瓣膜的结构和功能。掌握心腔内血流的方向和通道。

3. 掌握心脏传导系的构成和功能。

4. 掌握左、右冠状动脉的起始、行径、重要分支及其分布。心大、中、小静脉的行径，冠状窦的位置与开口。

5. 掌握心包的分层，心包横窦和心包斜窦的位置其临床意义。

6. 了解心脏的体表投影、瓣膜位置、听诊部位。

**【实验用品和标本】**

尸体和心脏标本。

**【实验内容和方法】**

动手进行尸体解剖，辨认和掌握心脏的解剖结构。

　思考题

1. 人体的物质代谢与循环系统有什么关系？肺循环与体循环的路径如何？

2. 心腔内正常的血流方向是怎样的？有哪些结构保证血液正常运行？

3. 如何从心脏外形上来辨别左、右心房，左、右心室？心底部有何大血管出入？

4. 为什么心房和心室能有节律的交替舒缩？心脏的起搏点位于何处？其兴奋是如何传布的？

5. 如何在胸前壁确定心脏的位置？心的尖瓣、肺动脉瓣和主动脉瓣的听诊部位各在何处？

6. 谈谈心脏本身的动脉供应及静脉回流。其血液循环有何特点？

7. 谈谈心包的解剖形态和作用。

8. 出生后，如果房中隔的卵圆孔未闭或动脉导管未闭，可使血流出现何现象？

（凌树才　陈季强）

# 实验十五　心脏组织结构
## (HISTOLOGY OF HEART)

【实验目的和要求】

　　掌握心壁的组织结构。

【实验用品和标本】

　　组织切片。

【实验内容和方法】

# 一、观 察 切 片

　　切 片 名：人心室壁切面，HE 染色。

　　要　　　求：认识心壁三层结构及心内膜和心外膜的特点。

　　低倍观察：

　　1. 区别心内膜、心肌层和心外膜。

　　2. 心肌层最厚，心外膜次之，心内膜最薄。

　　高倍观察：

　　1. 心内膜

　　(1) 内皮：薄而平整，为心脏腔表面的单层扁平上皮；

　　(2) 内皮下层：为一薄层较细密的结缔组织，染色较淡，胶原纤维和弹性纤维细而均匀，有时还可见散在的平滑肌纤维；

　　(3) 内膜下层：在内皮下层下方，由疏松结缔组织组成，内有毛细血管和束细胞(浦肯野纤维)。束细胞比一般心肌纤维粗大，细胞中央有 1~2 个核，肌浆较多、染色较淡，肌丝较少，多分布于细胞的周边部。细胞连接处闰盘较发达(如制片未切到浦肯野纤维，则切片上看不见)。

　　2. 心肌层

　　此层最厚，要区别心肌的各种切面，在心肌纵切面上可见闰盘，心肌纤维之间有少量结缔组织和丰富的毛细血管，有些部位还有较多的脂肪细胞。

　　3. 心外膜

　　(1) 间皮：位于最外表的一层扁平细胞；

　　(2) 间皮以内是结缔组织，内含较多脂肪细胞、小血管和神经束。

# 二、示 教

　　1. 浦肯野纤维(Purkinje fiber)

　　人的心室壁切面，HE 染色。

　　要求：认识心内膜下层中浦肯野纤维的特点。

　　观察：浦肯野纤维较粗大，胞浆丰富，染色较淡，肌丝少，多分布于细胞周边部分，细胞可有 1~2 个核,细胞间闰盘较发达。

2. 心瓣膜(cardiac valve)

人心瓣膜切面,HE 染色。

观察:

(1) 心瓣膜两面均有内皮、内皮下层,但心房面和心室面内皮下层不尽相同;

(2) 心房面较平整,内皮下层中胶原纤维细,弹性纤维多。心室面高低不平,内皮下层中胶原纤维多,弹性纤维少;

(3) 心瓣膜中间为致密结缔组织,其中可见类似软骨基质的蓝色结构,瓣膜根部可见一些平滑肌束。

(杨友金　陈季强)

# 实验十六 脉管系统解剖结构
## (ANATOMY OF VESSEL)

**【实验目的】**

掌握脉管系统(vascular system)的组成、功能意义及与其他系统的相互关系。

**【实验要求】**

1. 了解动脉和静脉在整个人体中的分布规律和器官内血管的分布规律。

2. 体循环的动脉：掌握主动脉的起止、行程及分部。掌握主动脉弓的分支(无名动脉、左颈总动脉、左锁骨下动脉)。

3. 体循环的静脉：掌握静脉系的组成及静脉的结构特点，了解几种特殊静脉（硬脑膜窦、板障静脉等）。了解静脉的功能和临床意义。

4. 肺循环的动脉：了解左、右肺动脉的行程，了解动脉导管索的位置及其未闭的临床意义。

5. 肺循环的静脉：了解左、右肺静脉的行程。

**【实验用品和标本】**

尸体及标本。

**【实验内容和方法】**

# 一、动 脉

## (一) 颈总动脉

1. 掌握左、右颈总动脉的起始、位置、行程和体表投影,掌握颈内动脉窦、颈动脉球的形态位置与功能概念。

2. 掌握颈外动脉的行程及主要分支(甲状腺上动脉、面动脉、舌动脉、颞浅动脉及上颌动脉),掌握脑膜中动脉的行程、分布及临床意义。

3. 了解舌动脉、上颌动脉、枕动脉、耳后动脉的行径和分布。

4. 掌握颈内动脉在颈部的行程。

## (二) 锁骨下动脉及上肢动脉

1. 掌握锁骨下动脉、腋动脉、肱动脉、桡动脉和尺动脉的起止、行程。了解其体表投影及临床意义。

2. 掌握锁骨下动脉的主要分支：甲状腺下动脉、椎动脉、胸廓内动脉的分布。

3. 了解动脉的主要分支：胸肩峰动脉、胸外侧动脉、肩胛下动脉及旋肱后动脉的分布。

4. 掌握肱深动脉的行程分布。

5. 掌握桡、尺动脉分支。

6. 了解掌浅弓、掌深弓的组成、位置和分支及掌浅弓的体表投影。

### （三）胸主动脉

1. 掌握胸主动脉的起止、行程及分支;肋间动脉的行程和分支。

2. 了解支气管动脉、食管动脉的行径和分布。

### （四）腹主动脉

1. 掌握腹主动脉的起止、行程和分支。

2. 了解膈下动脉、腰动脉的行程和分布。

3. 掌握腹腔动脉、肠系膜上动脉、肠系膜下动脉及其分支的行程和分布,并了解各支间的吻合。

4. 掌握肾上腺动脉、肾动脉、精索内动脉(或卵巢动脉)的发起、行程和分布。

### （五）髂总动脉

1. 掌握髂总动脉的起止和行程。

2. 掌握髂内动脉的起止、行程以及子宫动脉与输尿管关系的临床意义。

3. 掌握直肠的动脉供应。

4. 了解髂内动脉的分支:膀胱上动脉、膀胱下动脉、闭孔动脉、臀上动脉、臀下动脉、阴部内动脉的行径和分布概况。

### （六）髋上动脉和下肢动脉

掌握髂外动脉、股动脉、腘动脉、胫动脉、胫后动脉、足背动脉的起止、行程和分布。了解腓动脉、足底内外侧动脉的分布及足底弓的组成。掌握股动脉及腹壁下动脉的体表投影。

### （七）掌握全身体表可摸到脉搏或压迫止血的动脉位置

思考题

1. 画出主动脉及其分布到全身各大局部的主干简图。

2. 全身体表能摸到哪些动脉的搏动? 根据哪些标志去摸到它们?

3. 甲状腺有哪些动脉分布? 这些血管周围有哪些重要毗邻?

4. 一位伤员右前臂外伤出血,急救时应在何处压迫止血? 另一伤员手指外伤出血,应在何处压迫止血?

5. 左侧胸腔积液病人在腋后线第 8 肋间抽液,穿刺线在上位肋骨下缘还是在下位肋骨上缘? 为什么?

6. 腹主动脉有哪些主要分支? 供应哪些器官? 胃有哪些动脉分布? 能否绘图说明?

7. 试述肝、胆囊、脾、胰、阑尾、卵巢、子宫及直肠的动脉供应。

8. 髂内动脉有哪些分支? 分布到哪些器官?

9. 你在下肢能摸到哪些动脉搏动? 凭什么标志找到它们?

10. 大腿、小腿外伤时,见伤口喷射性出血时,你如何作急救压迫止血? 为什么?

# 二、体循环的静脉

## (一) 上腔静脉系

1. 掌握上腔静脉的组成、起止、行程。掌握无名静脉的组成和行程。
2. 掌握颈内静脉的起止、行程、属支及颅内外静脉的交通。
3. 掌握锁骨下静脉的起止、行程及临床意义。颈外浅静脉、颈前浅静脉的行径。
4. 掌握头静脉、贵要静脉、肘正中静脉的行程及临床意义，了解上肢深静脉的概况。
5. 掌握奇静脉、半奇静脉、副半奇静脉、椎静脉丛的起始、回流。

## (二) 下腔静脉系

1. 掌握下腔静脉、髂总静脉、髂内静脉、髂外静脉的起止、行程。
2. 掌握下腔静脉的属支。
3. 掌握下肢的浅静脉：足背静脉弓、小隐静脉、大隐静脉的行程、临床意义，并了解下肢的深静脉。
4. 掌握门静脉的组成、行程及属支。门静脉系结构的特点及与上、下腔静脉的吻合部位。

〔思考题〕

1. 头颈部和上、下肢浅静脉各收集哪些范围的静脉血液？其走行和回流如何？何临床意义？
2. 为什么静脉曲张多见于下肢？其浅、深静脉交通多见于何处？
3. 当面部上唇和鼻周部感染时需及时慎重处理，切忌挤压，为什么？
4. 左精索内静脉行径有何特点？为什么左精索内静脉易发生静脉曲张？
5. 门静脉有几条属支？它收集哪些脏器血液？门静脉高压的病人，为什么会有呕血、便血、脾肿大、腹水甚至发生腹壁静脉曲张现象？请运用解剖学知识加以解释。
6. 食物摄入人体后通过哪些消化器官被消化吸收，经过哪些管道结构输送到全身每个细胞供细胞新陈代谢所需？
7. 大隐静脉内的血栓脱落，通过哪些途径最后梗塞于肺？
8. 如果给阑尾炎患者经头静脉滴注给药治疗，试说出药物从头静脉到达阑尾的途径。

(凌树才 陈季强)

# 实验十七　动、静脉组织结构
## (HISTOLOGY OF ARTERY AND VEIN)

【实验目的和要求】

　　1. 掌握大、中、小动脉的组织结构。

　　2. 掌握毛细血管的光、电镜结构及分类。

　　3. 掌握静脉的一般结构特点。

【实验用品和标本】

　　动、静脉的组织标本。

【实验内容和方法】

　　循环系统包括心血管系统和淋巴系统。心血管系统是一个封闭式的循环管道系统,需从管腔面逐层向外观察。管壁结构一般可分为内膜、中膜、外膜三层,但因各部分所执行的功能不同,其结构上也有差异,观察时应多加注意。

　　在掌握基本组织学知识的基础上学习各器官系统的组织结构并不困难,但还应注意以下几点:

　　1. 先低倍,后高倍。先用低倍镜观察整个器官的轮廓及基本组织分布情况,然后用高倍镜仔细观察各部分的微细结构。

　　2. 观察有腔器官管壁时,由管腔内表面向外逐层观察,实质性器官从外向内观察。

　　3. 看各系统时,先找同性,再抓个性。如观察消化管时,先区分四层,再找胃、小肠、大肠等个别特征。

　　4. 看切片,想整体。同一器官因切面方向不同,切面上就出现不同形态,通过观察,理解其整体结构。

# 一、观　察　切　片

**(一) 小动脉、小静脉和毛细血管(small artery, small vein, and copillary)**

　　切 片 名:人肠系膜切面,HE 染色。

　　要　　　求:认识小动、静脉结构,比较两者的差异。

　　低倍观察:

　　(1) 小动脉管壁厚而圆,内弹性膜呈波浪形,中膜明显。

　　(2) 小静脉管壁薄而不规则,内膜不易看清,外膜较厚。

　　(3) 小动、静脉周围有脂肪组织、疏松结缔组织、神经和毛细血管。

　　高倍观察:

　　1. 小动脉

　　(1) 管壁可分内膜、中膜、外膜三层结构。

　　(2) 内膜:可见一层红色波浪形结构,为内弹性膜。在内弹性膜的内侧见到的椭圆形胞核是内皮细胞核。内弹性膜和内皮细胞之间的内皮下层不很清楚。

(3) 中膜：由 6~7 层左右的平滑肌环行排列而成,在肌纤维之间有少量弹性纤维分布。

(4) 外膜：较薄,可见许多较粗、色淡红的胶原纤维和深红色折光性强的弹性纤维,一般没有外弹性膜。

2. 小静脉

(1) 管壁内膜的层次不易分清,中膜薄,外膜明显。

(2) 内膜：薄,仅见一层内皮,内皮下层分不清。

(3) 中膜：由 2~3 层排列较疏松的环行平滑肌构成。

(4) 外膜：为结缔组织。

3. 毛细血管

(1) 毛细血管横切面呈指环状,由 2~3 个内皮细胞围成,小的只有一个内皮细胞,内皮细胞核因细胞收缩突入管腔,有时腔内可见一个红细胞(如腔内无红细胞又怎样与脂肪细胞区别?)。

(2) 毛细血管的纵切面细长,内皮细胞核排列于腔面,腔内有时可见红细胞。

## (二) 中等动、静脉(medium-sized artery and vein)

切 片 名：人的中等动、静脉横切面,HE 染色。

要　　求：认识中等动、静脉的形态结构。

肉眼观察：

标本上壁厚而圆的是中动脉,壁薄而形状不规则的是中静脉。

低倍观察：

(1) 中等动脉：管壁厚而圆,中膜比外膜厚,管腔面呈波纹状。

(2) 中等静脉：管壁薄,外膜比中膜厚,管腔面平整。

(3) 在中等动脉和静脉周围可见神经、疏松结缔组织、脂肪组织、小血管等。

高倍观察：

1. 中等动脉

(1) 内膜：薄,内皮细胞衬于管腔内面,其核紫色,排列在腔面,细胞界线不清。内皮下可见内弹性膜,为一层波浪形发亮的粉红色带状结构,它是内膜和中膜的分界线。内弹性膜和内皮之间是内皮下层。

(2) 中膜：此层最厚,由 20 层左右的环行平滑肌组成,其间有少量弹性纤维和胶原纤维。

(3) 外膜：外膜比中膜薄,胶原纤维排列较紧密,并间杂折光性强的弹性纤维。外膜和中膜交界处有外弹性膜,多为纵行弹性纤维的横切面,大小不等的亮红色点状结构,有的为一层较明显的波浪状亮红色的带状结构。外膜和周围组织分界不明。

2. 中等静脉

(1) 内膜：薄而平滑,仅见一层内皮,内皮下层和内弹性膜均不明显。

(2) 中膜：中膜比外膜薄,有 5~6 层纵切或横切的平滑肌且排列疏松,弹性纤维细而少。

(3) 外膜：较厚,由结缔组织构成,可见平滑肌束的横切面(为什么?),无外弹性膜。

## (三) 大动脉(large artery)

切 片 名：人主动脉,HE 染色。

要　　求：区别大动脉三层膜,特别是中膜,并和中动脉比较。

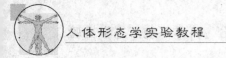
低倍观察：

(1) 区别大动脉内膜、中膜和外膜。

(2) 内膜可见内皮，内弹性膜不易与中膜的弹性膜区别，内皮和内弹性膜之间的结缔组织是内皮下层。

(3) 中膜很厚，可见 40~60 层弹性膜，弹性膜间为环行平滑肌纤维和少量胶原纤维的弹性纤维。

(4) 外膜由较薄结缔组织组成，并可见营养血管和小神经束。

高倍观察：大动脉中膜内可见大量红色折光性强的呈波浪形线条的弹性膜。其间夹有平滑肌、弹性纤维和胶原纤维。

## 二、示　教

1. 大动脉(large artery)

猫的大动脉横切面，Weigert 弹性纤维染色。

要求：认识大动脉弹性膜的结构特点。

观察：中膜内可见数十层呈紫蓝色结构的弹性膜，其他各层内的弹性纤维呈散在分布。

2. 大静脉(large vein)

人的大静脉，HE 染色。

要求：认识大静脉的结构特点，并与大动脉相比较。

观察：管壁内膜较薄，仅见内皮；中膜薄，只有几层排列疏松的环行平滑肌；外膜厚，胶原纤维间夹有大量纵行的平滑肌束的横切面。

## 三、电镜图像

1. 连续毛细血管(continuous capillary)

要求：掌握连续毛细血管的超微结构特征。

观察：可见内皮细胞连续，细胞间有紧密连接，胞质内含吞饮小泡，基膜完整。

2. 有孔毛细血管(fenestrated capillary)

要求：掌握有孔毛细血管的超微结构特征。

观察：可见内皮细胞质薄，有许多小孔，孔上有隔膜，基膜完整。

3. 血窦(sinsoid)

要求：掌握血窦的超微结构特征。

观察：可见内皮细胞间间隙明显，内皮细胞有孔，胞质内含有吞饮小泡，基膜不完整。

思考题

1. 光镜下如何区别各种动脉和静脉？

2. 光镜下如何判断心内膜与心外膜、心肌纤维与束细胞？

3. 毛细血管直径一般为 6~8μm，体积较大的白细胞是怎样通过毛细血管的？

(杨友金　陈季强)

# 实验十八 淋巴系统解剖与组织结构
## （ANATOMY AND HISTOLOGY OF LYMPHATIC SYSTEM）

【实验目的和要求】

1. 掌握淋巴系统的构成及配布特点。掌握淋巴导管、淋巴干及主要淋巴结的分布。

2. 了解淋巴回流的因素及侧支循环。

3. 掌握淋巴系统的组织结构。

【实验用品和标本】

尸体及标本,切片。

【实验内容和方法】

# 一、淋巴系统解剖结构

## （一）人体的淋巴导管

掌握胸导管的起始、行程、注入及收集范围。右淋巴导管的组成、注入和收集范围。

## （二）人体各部的淋巴管和淋巴结

1. 头颈的淋巴管和淋巴结

掌握头颈部主要淋巴结群的分布部位及其收集范围和输出,颈干的形成和注入。

2. 上肢的淋巴管和淋巴结

（1）掌握肘淋巴结的分布、收集范围;

（2）掌握锁骨下淋巴结、腋淋巴结各群的分布和收集范围。锁骨下淋巴干的形成和收集范围。

3. 胸部的淋巴管和淋巴结

掌握胸壁和胸腔内及各主要淋巴结群,如胸骨淋巴结、纵隔淋巴结、肺门和气管支气管周围的淋巴结的分布和收集范围、临床意义。支气管纵隔干的形成和收集范围。

4. 腹部的淋巴管和淋巴结

掌握腰淋巴结、腹腔淋巴结、肠系膜上淋巴结、肠系膜下淋巴结的分布、收集范围,掌握腰淋巴干和肠淋巴干的形成和收集范围。

5. 骨盆部的淋巴管和淋巴结

（1）掌握腹股沟深、浅淋巴结的分布及收集范围;

（2）了解腘淋巴结的分布及其收集范围。

## （三）脾

1. 掌握脾的形态、位置。

2. 了解脾的功能。

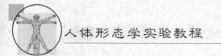

思考题

1. 头颈部的淋巴分别通过哪些淋巴结回流到颈干？

2. 左锁骨上淋巴结(颈深下淋巴结)位于何处？它收集哪些范围的淋巴？临床上有何意义？

3. 肺的淋巴是怎么回流的？

4. 腹股沟浅淋巴结肿大时应考虑到什么部位可能病变？

5. 胸导管和右淋巴导管收纳身体哪些局部的淋巴？

# 二、淋巴系统组织结构

## (一) 淋巴结(lymph node)

切 片 名：猫淋巴结切面，HE 染色。

要　　求：认识淋巴结皮质和髓质的形态结构。

肉眼观察：切片呈圆形或椭圆形，一侧凹陷处为淋巴结门。最外面的粉红色结构为被膜，被膜下周围色深的是皮质，中央色浅的是髓质。

低倍观察：

(1) 外表是结缔组织被膜，并向内伸入实质形成小梁；

(2) 皮质周围为深紫色圆形结构，是淋巴小结，其中央染色浅区为生发中心，小结之间的少量弥散淋巴组织为结间区，淋巴小结深面的弥散淋巴组织为副皮质区；

(3) 在副皮质区内可见由单层立方上皮围成的血管，这是毛细血管后微静脉。被膜与淋巴小结之间和小梁周围为皮窦；

(4) 髓质：由深紫色索条状的髓索及其周围的髓窦构成，髓索和皮质相连；

(5) 淋巴结门部有血管、输出淋巴管和脂肪组织。

高倍观察：

1. 被膜和小梁由致密结缔组织构成，被膜内有输入淋巴管，有时可切到瓣膜。

2. 皮质：

(1) 淋巴小结：在网状组织基础上，大量淋巴细胞密集成圆球形。其中网状细胞的核较大，呈椭圆形，色浅。淋巴小结中央着色浅的部分是生发中心，其中的淋巴细胞较大。生发中心的深部着色深的为暗区，其上方着色较浅的为明区，由密集的小淋巴细胞形成的帽区呈新月形覆盖于生发中心上方。(各区的淋巴细胞形态有什么不同？)

(2) 皮窦：为皮质的淋巴窦，窦壁由扁平的内皮细胞衬里，窦腔中可见星形的网状细胞突起相连成网，网孔中有巨噬细胞和淋巴细胞。皮窦根据所处的位置不同可分为被膜下窦和小梁周窦。

3. 髓质：

(1) 髓索：淋巴细胞和网状细胞密集成条索状结构并相互交织成网；

(2) 髓窦：位于髓索之间，结构和皮窦相同，但窦腔较大而不规则，窦壁内皮紧贴于髓索边缘，窦内巨噬细胞和网状细胞较多。

## (二) 脾脏(spleen)

切片名：人的脾脏切面,HE 染色。

要　　求：认识脾脏的形态结构。

肉眼观察：标本边缘粉红色部分为被膜,内部为脾实质。在实质中可见散在的深蓝色圆形或椭圆形结构为白髓部分,其余部分主要为红髓。

低倍观察：

(1) 被膜表面覆盖一层内皮,被膜和小梁均由致密结缔组织组成,其中含有较多的弹性纤维和散在的平滑肌,从被膜伸入脾实质的小梁被切成大小不等的切面,从门部伸入的小梁内可见小梁动脉和小梁静脉,这是脾脏的特点之一;

(2) 实质内以淋巴细胞为主密集成大小不等蓝色圆形或不规则形的团块即白髓, 其中围绕在中央动脉周围的弥散淋巴组织为动脉周围淋巴鞘, 位于动脉周围淋巴鞘一侧的淋巴小结即为脾小结;

(3) 除小梁和白髓外,其余均为红髓,由脾索和脾血窦组成;

(4) 白髓与红髓交界处为边缘区,该区淋巴细胞较白髓稀疏,但较红髓密集。此区的脾血窦称为边缘窦。

高倍观察：

(1) 小梁静脉管壁只见一层内皮,管壁其余层次与小梁难以区分。小梁动脉则可见到内皮、内弹性膜和中膜平滑肌;

(2) 白髓由密集的淋巴细胞组成, 中央动脉可偏于脾小结一侧或位于动脉周围淋巴鞘的中央,有时可见 2~3 个中央动脉的切面;

(3) 红髓内脾索由富含血液的索状淋巴组织构成, 并相互连结成网,除其含有淋巴细胞、浆细胞外,还有许多血细胞和巨噬细胞;

(4) 脾血窦：为脾索之间不规则的腔隙,窦壁可见圆形或椭圆形内皮细胞核,窦腔内有各种血细胞。(脾血窦与淋巴窦在结构和内容上有何不同?)

## (三) 腭扁桃体(tonsil)

切片名：人腭扁桃体切面,HE 染色。

要　　求：认识腭扁桃体的陷窝及其上皮和淋巴小结的排列方式。

肉眼观察：

(1) 红色一边是被膜,并伸出小梁;

(2) 紫色一边是咽黏膜,黏膜向深部凹陷处及中部的裂缝为隐窝;

(3) 紫色团块状的结构均是淋巴组织。

低倍观察：

(1) 咽黏膜上皮是复层扁平上皮;

(2) 隐窝深部的复层扁平上皮内常见有大量的淋巴细胞浸润,因此,隐窝从凹陷处到深部复层上皮结构逐渐模糊不清;

(3) 固有层内的淋巴小结沿黏膜及隐窝分布,其间还有弥散淋巴组织,淋巴小结常见生发中心,其帽朝向上皮;

（4）弥散淋巴组织中常可见到高内皮的毛细血管后微静脉,此外,在被膜的深面常可见到骨骼肌,扁桃体周围黏膜中还可见到黏液性的小唾液腺。

[思考题]

1. 在光镜下怎样区别淋巴结和脾脏?

2. 淋巴窦与脾血窦、髓索与脾索在结构和功能上有何异同?

3. 淋巴结小结的数量和形态改变意味着什么?

# 三、示　教

## （一）毛细血管后微静脉（postcapillary venule）

淋巴结切面,HE 染色。

要求：了解淋巴组织内毛细血管后微静脉的组织结构特征。

观察：淋巴结的副皮质区内可见内皮细胞呈立方形的毛细血管后微静脉,着色较浅,腔内含血细胞。

## （二）脾血窦（splenic sinusoid）

人脾脏切面,HE 染色。

要求：了解脾血窦的组织特征。

观察：脾血窦横切面内皮细胞呈小点状围绕一圈,细胞间隙大,有胞核部位细胞切面较大,并突向腔内。窦腔内充满各种血细胞。

（凌树才　杨友金　陈季强）

# 实验十九　心血管系统病理
## (PATHOLOGY OF CARDIOVASCULAR SYSTEM)

【实验目的和要求】

1. 风湿性心内膜炎好发部位,病变瓣膜厚度、透明度变化及疣状赘生物位置、大小、色泽等特点。

2. 急性风湿性心内膜炎反复发作所致瓣膜变化及继发的心脏各房室病理变化的规律。

3. 风湿性心肌炎风湿小体的形态特点及风湿细胞的形态特点。

4. 学习如何观察、分析及判断心脏病的思维方法及其描写方法。

5. 急性和亚急性细菌性心内膜炎好犯及哪些心瓣膜,病变性质,疣状赘生物形态特点及病变与临床的联系。

6. 缓进型高血压病第二期时血管变化及第三期时心、肾、脑改变。

7. 主动脉冠状动脉及脑动脉粥样硬化的病变好发位置,眼观及镜下病变特点。

8. 初步掌握观察、分析和判断心脏病的思维方式。熟悉心脏病的描述方法。

【实验用品和标本】

病理标本与切片。

【实验内容和方法】

# 一、眼 观 标 本

## (一) 心血管系统标本

临床病历摘要:年轻女性,不规则发热伴肢体大关节游走性肿痛,脉搏 180 次/分,心界扩大。心尖区可闻及Ⅱ级以上收缩期吹风样杂音,呼吸音粗糙,并有细小湿啰音。

器官:心脏。

病变描写:

1. 二尖瓣增厚,不透明,两个瓣叶互相粘连、融合。二尖瓣闭锁缘上可见呈淡黄色的排列成单行的疣状赘生物。

2. 三尖瓣增厚,不透明,但形态未明显改变,也未发生粘连、融合等。在其闭锁缘上,可清楚发现多个赘生物呈单行排列,约粟粒大小,与瓣膜紧密相贴。

病理学诊断:风湿性心内膜炎(赘生物形成)。

思考题 瓣膜上的赘生物是如何形成的? 二尖瓣与三尖瓣为何在形态上有差异?

## (二) 心血管系统标本

临床病历摘要:成年男性,游走性关节炎已 5 年,劳累后心悸气促三年,一年来轻劳动也心悸、气促,并反复咯血。体检:心界扩大,心尖区闻及Ⅱ级舒张期杂音,两肺布满湿性啰音。X 线检查:左心房与右心室明显扩大。

器官:心脏。

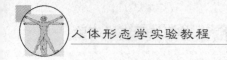

病变描写：

1. 二尖瓣增厚,不透明,瓣膜明显变形,瓣膜孔周径较正常明显缩小。

2. 左心室腔增大不明显(有的可有左心室腔明显增大),心室壁厚度正常,心尖圆钝,左心房腔增大,心房壁增厚不明显。

病理学诊断：风湿性心瓣膜病,二尖瓣狭窄(或伴关闭不全)。

【思考题】 本例患者反复咯血的形态学基础是什么?

### (三) 心血管系统标本

器官：心脏。

病变描写：

1. 二尖瓣的厚度增加,不透明,瓣膜明显变形,瓣膜之间相互粘连融合致二尖瓣粘连。同时,瓣叶缩短卷曲,并与腱索粘连,导致二尖瓣缩短。乳头肌增大,增粗。

2. 左心室腔扩大,心尖部圆钝,腔内壁的肉柱由圆形变成扁平状,左心室壁厚约 1.5cm,较正常明显增厚。左心房腔扩大,左心房壁厚约 0.3cm,较正常明显增厚。上述变化导致整个心脏外观变大。

病理学诊断：风湿性心瓣膜病,二尖瓣狭窄伴关闭不全。

### (四) 心血管系统标本

临床病历摘要：成年男性, 肢体大关节反复疼痛已数年, 不规则持续发热 2 个月。体检：心尖区和主动脉瓣区均可闻及响亮之收缩期杂音,肝大肋下二指,脾大肋下三指,皮肤有少数瘀点。

器官：心脏。

病变描写：

1. 主动脉瓣形状明显改变,瓣膜增厚及透明度降低。

2. 瓣膜上可见一明显的赘生物,大小约 2cm×1.5cm,形态不规则,表面粗糙,颜色暗红,质地脆,与瓣膜的附着不牢固。

3. 整个心脏体积增大,左心腔明显增大,心室壁厚约 2cm。

病理学诊断：亚急性细菌性心内膜炎伴主动脉瓣赘生物形成。

【思考题】 赘生物与心脏体积变化及瓣膜变化有何因果关系?

### (五) 心血管系统标本

器官：心脏。

病变描写：

1. 二尖瓣或主动脉瓣形态未改变,厚度、透明度及弹性等未改变。

2. 二尖瓣瓣膜可见一个赘生物附着,大小约 1.5cm×1.2cm,形状不规则,表面粗糙,颜色暗红,质地脆。在赘生物的附着处,可见二尖瓣上 0.5cm 大小穿孔形成。

病理学诊断：急性细菌性心内膜炎伴二尖瓣穿孔。

【思考题】 请比较风湿病、急性和亚急性细菌性心内膜炎的病因、瓣膜病变及赘生物(眼观、镜检)特点与结果。

### (六) 心血管系统标本

临床病历摘要：中年男性病人、脑力劳动者。五年前发现高血压,初起时血压时高时正常,近三年多来,血压持续保持于 25.1/16.0kPa(188/120mmHg)左右。

器官：心脏。

病变描写：

1. 整个心脏体积增大,左心室壁厚约 3cm,左心室腔变小,乳头肌增粗,二尖瓣及主动脉瓣形态正常,呈透明状。

2. 心脏的颜色较正常深,呈红褐色。

病理学诊断：高血压性心脏病(代偿期)。

### (七) 心血管系统标本

器官：肾。

肾脏体积变小,质地变硬,表面呈细小均匀颗粒状,切面皮质及髓质均有萎缩,其间小动脉管壁变硬,开口呈哆开状。

病理学诊断：颗粒性固缩肾。

### (八) 心血管系统标本

器官：心脏。

病变描写要求：自行描述病变特点。

病理学诊断：高血压性心脏病(失代偿期)。

### (九) 心血管系统标本

器官：主动脉。

病变描写：

1. 病变见于主动脉内膜。

2. 标本上可见内膜面的脂质条纹,颜色呈浅黄色,呈细长形与动脉长轴平行。

3. 标本上可见内膜面的纤维斑块及粥样病灶,呈不规则圆形,有的颜色灰白,表面光滑似蜡,有的稍黄,有的表面破溃形成溃疡。

病理学诊断：主动脉粥样硬化症。

### (十) 心血管系统标本

器官：心脏。

临床病历摘要：成年男性,三个月前行走时突感心前区疼痛,并放射至左上肢,伴气急。当时跌倒在地,大汗淋漓,肢体厥冷,而神志清楚,经医师检查诊断为"心肌梗死"。次日即发生咳嗽,咯粉红色泡沫样痰,气促不能平卧。经住院治疗后渐有好转。今晚去厕所大便时,突然心悸气促,心前区隐痛,当时检查：心率 120 次/分,血压 14.7/10.7kPa(110/80mmHg),较平时低,双肺布满湿性啰音。经抢救无效而死亡。

病变描写：心脏切面上观察冠状动脉横断面,见内膜增厚,小血栓形成,占据动脉管径

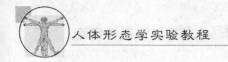

的 2/3 左右(不同标本程度不等)。观察左室前壁及室间隔前 2/3 部分,此部位相当于冠状动脉前降支支配区域。其颜色较周围组织浅,肌纹理不清,病灶边缘不整齐。

病理学诊断:冠状动脉粥样硬化伴心肌梗死。

### (十一) 心血管系统标本

器官:大脑基底动脉环。

病变描写:标本通过动脉外膜、中膜,可见整个动脉环有多个局灶性病灶,病灶颜色加深,大小约 0.5cm;整个动脉环僵硬,粗细不等。

病理学诊断:脑基底动脉环动脉粥样硬化。

## 二、镜 检 切 片

### (一) 心血管切片

器官:心脏。

请画出病变示意图并加文字说明。提示:重点病变位于间质及内膜中。

病理学诊断:风湿性心肌炎,风湿小体形成(参见彩图 45 和彩图 46)。

思考题 本例心肌间质的病灶时隔 2~3 个月后,形态上出现哪些变化?

### (二) 心血管切片(示教)

器官:心瓣膜。

病变要点:

1. 瓣膜上有大而不规则血栓附着,其中有菌丛。
2. 瓣膜本身有急性化脓性炎症。

病理学诊断:急性细菌性心内膜炎伴赘生物形成(参见彩图 47)。

### (三) 心血管切片(示教)

1. 主动脉瓣心室面有多数红染的均质血栓附着。
2. 血栓基部有成纤维细胞增生、机化。
3. 瓣膜中有淋巴细胞等炎症细胞浸润。

病理学诊断:亚急性细菌性心内膜炎伴赘生物形成。

### (四) 泌尿系统切片

器官:肾。

请画出病变示意图并加文字说明。

病理学诊断:颗粒性固缩肾。

### (五) 心血管系统切片(甲、乙)

器官:甲:冠状动脉,乙:主动脉。

病变要点：

1. 病变时动脉内膜的厚度及其中膜厚度有何变化？

2. 内膜深层局灶性坏死，其中有多量针状空隙，即制片时溶解的胆固醇结晶。

3. 观察动脉管腔大小及管腔中的成分，并在病灶边缘观察泡沫细胞。

请画出病变示意图并加文字说明。

病理学诊断：动脉粥样硬化症伴粥样灶形成。

（周　韧　陈季强　杨水友）

# 第三章 呼吸系统
# (RESPIRATORY SYSTEM)

从实验二十至实验二十九以及实验四十一和实验四十二主要是与内脏有关的实验内容。

1. 了解内脏的概念、内脏学的范围及各系统的主要功能、内脏各系统之间以及与其他系统之间的关系。

2. 熟悉内脏的解剖学结构、胸腹部的标志线以及腹部的分区。

3. 熟悉内脏的组织学构造。

4. 掌握内脏的病理学改变。

## 实验二十 呼吸系统解剖结构
### (ANATOMY OF RESPIRATORY SYSTEM)

**【实验目的和要求】**

掌握呼吸系统的组成和结构。

**【实验用品和标本】**

尸体和标本。

**【实验内容和方法】**

## 一、鼻 和 喉

### (一) 鼻

1. 了解外鼻的形态结构。

2. 掌握鼻腔的分部及各部的形态结构。

3. 掌握鼻旁窦的名称、位置和开口,并了解其临床意义。

### (二) 喉

1. 掌握喉的位置、体表标志。

2. 掌握喉的软骨的名称,了解喉的连结、肌肉及其功能。

3. 掌握喉腔的形态结构,了解活体喉口所见。

## 二、气管和支气管

### (一) 气管

1. 掌握气管及气管嵴的位置。

2. 掌握气管的构造。

## （二）支气管

掌握左、右支气管形态上的区别及其临床意义。

# 三、肺 和 胸 膜

## （一）肺

1. 掌握肺的位置、形态结构和分叶。
2. 了解肺的构造和肺段的概念。

## （二）胸膜

1. 掌握胸膜和胸膜腔的概念。
2. 掌握胸膜的分部、膈肋窦的位置及其临床意义。
3. 掌握胸膜顶的位置、胸膜和肺下界的体表投影。

## （三）纵隔

了解纵隔的概念、纵隔的区分及其组成器官。

【思考题】

1. 呼吸系统包括哪些器官？什么叫上呼吸道？如何区分上、下呼吸道？
2. 试述鼻旁窦的位置（包括额窦、上颌窦的最浅表部位）及开口（试分析开口与引流的关系）。
3. 喉腔分几部？喉镜检查时可见到哪些结构？如何确认声带？为什么小儿呼吸道感染时易发生呼吸困难和窒息？
4. 试述气管的位置及左、右支气管的形态特点，气管切开手术在何处进行？
5. 试述肺的形态位置，肺尖及肺叶下界的体表投影。
6. 试述胸膜的分部，膈肋窦的位置及胸膜下界的体表投影。
7. 试述纵隔的位置、分部和内容。

（凌树才　陈季强）

# 实验二十一　呼吸系统组织结构
## (HISTOLOGY OF RESPIRATORY SYSTEM)

**【实验目的和要求】**

掌握气管和肺的组织结构。

**【实验用品和标本】**

组织切片。

**【实验内容和方法】**

呼吸系统由鼻、咽、喉、气管、支气管和肺等器官组成。从鼻腔到肺内的肺泡是一系列连续而反复分支的管道系统。鼻腔至肺内的终末细支气管因无气体交换功能而称为导气部，各段管壁的组织结构一般可分为三层：黏膜、黏膜下层和外膜。但在不同部位其管壁结构又有与其功能相适应的结构变化。呼吸部是从肺内呼吸性细支气管至肺泡，因其管道都有肺泡开口，能行使气体交换功能而得名。本次实验着重观察支气管树各段管壁的组织结构和肺泡的光镜结构。

# 一、切片观察

## (一) 气管(trachea)

切　片　名：人气管横切，HE 染色。

要　　　求：掌握气管的组织结构。

肉眼观察：在横切面上，管壁中间一条紫蓝色的结构，为"C"字形的软骨环。这部分的管壁称为软骨部，无软骨部分即为膜壁部。

低倍观察：自腔面向外观察，先观察软骨部，区分出三层结构：

(1) 黏膜层：包括上皮和薄层的固有层；

(2) 黏膜下层：疏松结缔组织中充满了腺泡，与固有层没有明确的界线；

(3) 外膜：包括透明软骨环和其周围的结缔组织。软骨环可因切面偏斜，使上、下两个软骨环的部分软骨呈不连续的片状在一个切面上出现。膜壁部的黏膜多褶皱，黏膜下层腺体丰富，外膜与黏膜下层中有较大的呈团索状的纵行和环行平滑肌的切面，黏膜下层和外膜界线不清。

高倍观察：重点观察下列结构：

(1) 上皮：假复层纤毛柱状上皮，并注意观察厚而明显的基膜(淡红、均质、折光性较强)；

(2) 固有层：细密的疏松结缔组织中有许多纵行排列的弹性纤维，被横切成红色较明亮的点状，此外尚有淋巴组织、小血管、腺导管，导管的上皮为单层立方或单层柱状，近开口处与假复层纤毛柱状上皮相延续；

(3) 黏膜下层的腺体是混合性腺，注意区分三种不同的腺泡；

(4) 外膜：复习透明软骨的结构特点。

## (二) 肺(lung)

切 片 名:猫肺切面,HE 染色。

要 求:掌握肺内导气部和呼吸部各段结构特点,找出各级支气管结构的变化规律。掌握肺内各级血管的分布,理解其血液循环特点及其与功能的联系。

肉眼观察:结构疏松,呈大小不一的网眼状。

低倍观察:肺表面覆有脏层胸膜,间皮下有一条红色均质的弹力纤维层。移动切面,见许多蜂窝状的薄壁囊泡,为肺泡,并见许多管径大小不一,管壁结构不尽相同的各级支气管以及一些血管。在低倍镜下区别各类支气管,并结合高倍观察,找出上皮、腺体、软骨和平滑肌的变化规律。

1. 导气部

(1) 肺内小支气管:管径较大,管壁较厚,仍可分为黏膜、黏膜下层和外膜三层,黏膜有许多褶皱,上皮为假复层纤毛柱状上皮,有杯状细胞;黏膜下层中亦有混合性腺体,在黏膜深面有不连续的环行平滑肌,外膜中有大小不一的软骨片;

(2) 细支气管:管径较小,管壁较薄,且分层不明显,上皮为假复层纤毛柱状上皮或单层纤毛柱状上皮,杯状细胞很少或消失,黏膜下层的腺体和外膜的软骨片更少或消失,而黏膜深层的平滑肌呈完整的环状;

(3) 终末细支气管:无软骨片,无腺体,上皮为单层纤毛柱状上皮,平滑肌形成完整的环行层。

2. 呼吸部

(1) 呼吸性细支气管:管壁薄且因有肺泡或肺泡管的开口而不完整。上皮为单层柱状或单层立方上皮。其外方为薄层的平滑肌和弹性纤维。

(2) 肺泡管:管壁更不完整,仅由两列不连续的结节形膨大组成,结间均为肺泡和肺泡囊的开口。上皮为单层立方上皮,其外方有薄层弹性纤维,并有少量平滑肌。

(3) 肺泡囊和肺泡:为大小不一的薄壁囊泡,肺泡囊是几个肺泡共同开口的地方。

(4) 肺动、静脉:与小支气管伴行的小动、静脉即为肺动、静脉。较小的肺静脉单独存在于肺泡之间。

高倍观察:重点观察以下结构:

(1) 肺泡与肺泡囊:肺泡为大小不甚一致的多边形囊泡,常呈梅花形排列;

(2) 肺泡隔:相邻肺泡之间的薄层组织称为肺泡隔,由少量结缔组织组成,内有非常丰富的毛细血管,肺泡上皮在光镜下不易分辨;

(3) 支气管动、静脉:位于支气管外膜中,管径小,与肺动、静脉相比大小悬殊;

(4) 尘细胞:位于各级支气管壁和肺泡隔下,亦可位于肺泡与细支气管上皮的表面,呈棕褐色小点或集结成团。高倍镜下选择吞噬灰尘少的细胞观察,可以看到不规则形的细胞和圆形的胞核,胞浆内有棕褐色的吞噬颗粒(尘粒)。

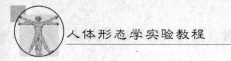

## 二、示 教

### (一) 肺泡毛细血管(alveolar capillaries)

人肺、墨汁血管灌注片。

制法：向肺动脉注射墨汁后将肺烘干再制成厚片。

要求：了解肺泡壁上丰富的毛细血管立体图像。

观察：镜下大小不一的肺泡上布满黑色的毛细血管。

### (二) 气管基膜(basement membrane of trachea)

人气管横切,HE 染色。

要求：了解气管基膜的组织结构。

观察：上皮下有厚而明显的基膜,呈淡红、均质、折光较强的细带状。

## 三、电 镜 图 像

### 尘细胞(dust cell)

要求：了解尘细胞的微细结构。

观察：不规则、有胞突的细胞体内可见溶酶体和吞噬体等超微结构。

思考题

1. 在光镜下如何区别气管、肺内小支气管、细支气管和终末细支气管？

2. 氧气从鼻腔吸入后需经过哪些管道和结构才能进入血液？

(杨友金　陈季强)

# 实验二十二　呼吸系统病理
## (PATHOLOGY OF RESPIRATORY SYSTEM)

【实验目的和要求】

　　1. 观察、分析并描述支气管扩张症、肺不张、肺气肿及肺心病的形态特点。

　　2. 掌握大叶性、小叶性肺炎的眼观及镜下表现,并加以区别。

　　3. 掌握肺原发综合征、慢性纤维空洞型肺结核的形态特点,结核结节镜下表现的特点。

　　4. 学习和练习观察、分析、判断疑为肺结核标本和切片的思维方法。

【实验用品和标本】

　　病理标本和切片。

【实验内容和方法】

## 一、眼 观 标 本

**(一) 呼吸系统标本**

　　器官:肺。

　　请自行描写病变。

　　病理学诊断:支气管扩张症。

**(二) 呼吸系统标本**

　　器官:肺。

　　病变要点:体积、肺膜有何变化,切面见肺组织较致密,质地较实,外观似脾脏。

　　病理学诊断:急性大块性肺不张(acute massive collapse of lung)。

**(三) 呼吸系统标本**

　　器官:肺。

　　请自行描写病变(提示:注意肺体积、边缘、切面及肺小叶间隔的变化情况)。

　　病理学诊断:大泡性肺气肿(bullous emphysema)。

**(四) 呼吸系统标本**

　　器官:心脏。

　　请自行描写病变(提示:注意体积、心腔、房室壁、瓣膜等的变化,同时观察肉柱、乳头肌有何改变?)。

　　病理学诊断:右心肥大(肺源性心脏病)。

**(五) 呼吸系统标本**

　　器官:肺。

　　病变要点:切面上,肺上叶或下叶部分的质地和颜色有何变化?该侧肺膜表面可见

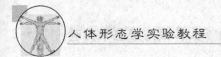

什么？

病理学诊断：大叶性肺炎。

**(六) 呼吸系统标本**

器官：肺。

请自行描写病变。

病理学诊断：小叶性肺炎。

**(七) 呼吸系统标本**

器官：肺。

病变要点：右肺上叶肺膜下约 2.5cm×2cm 病灶是什么病变？边界与质地如何？同侧肺门淋巴结肿大融合，切面为相同病变。他处肺组织可见散在粟米大小病灶。

病理学诊断：原发综合征。

**(八) 呼吸系统标本**

器官：肺、肝、脾。

请自行描写病变(提示：注意肺有哪些病变,肺门淋巴结、肝、脾等器官可见粟米大小灰白的病灶)。

病理学诊断：全身粟粒性结核病。

**(九) 呼吸系统标本**

器官：肺。

病变要点：切面上在什么部位可见几个不规则形的空洞？大小如何？壁厚多少？腔内壁附有什么？其余肺组织还有什么灶状病变？整个肺组织质地以及肺膜有什么异常？

病理学诊断：慢性纤维空洞性肺结核。

**(十) 呼吸系统标本**

器官：肺。

病变要点：该标本过去已实习过,现在有什么进一步体会？

病理学诊断：结核球。

**(十一) 呼吸系统标本**

器官：肺。

病变：肺组织内因炭末沉着而呈灰黑色或暗黑色,在暗黑色的背景上,可见粟米大小灰白色的病灶,称为什么？有些部位组织结构消失,呈灰黄、灰白色,质软而细腻,这是什么病变？

病理学诊断：硅肺伴结核(silicosis with tuberculsis)。

**(十二) 呼吸系统标本**

器官：(1)肾；(2)膀胱。

请自行描写病变。

病理学诊断：泌尿生殖系统结核病。

### (十三) 呼吸系统标本

器官：肺。

请自行描写病变(请注意肿块与支气管的关系)。

病理学诊断：肺癌(carcinoma of lung)。

# 二、镜 检 标 本

### (一) 呼吸系统切片

器官：支气管及肺组织。

病变要点：支气管黏膜杯状上皮增生，上皮脱落，管腔内充有脱落上皮细胞、黏液及炎细胞。管壁充血，少量慢性炎细胞浸润。

病理学诊断：慢性支气管炎。

### (二) 呼吸系统切片

器官：肺。

请画出病变示意图并加文字说明(注意肺泡壁、肺泡腔的变化)。

病理学诊断：肺气肿(参见彩图48)。

### (三) 呼吸系统切片 (示教)

器官：肺。

病变要点：肺泡腔显著狭窄，肺泡壁毛细血管扩张，肺泡上皮近似立方形。

病理学诊断：肺不张。

### (四) 呼吸系统切片

器官：肺。

请画出病变示意图(提示：观察肺泡壁变化。肺泡内充有哪些炎性渗出物？理解后自行画图、诊断)。

病理学诊断：大叶性肺炎。

### (五) 呼吸系统切片

器官：肺。

请画出病变示意图(提示：对比(四)呼吸系统切片，找出它们的异同点，如支气管内渗出物等，然后自行画图、诊断)。

病理学诊断：小叶性肺炎。

### (六) 呼吸系统切片

器官：肺。

病变要点：全面观察切片后,选择眼观比较致密的部分作重点观察,肺泡壁及支气管轻度充血,其中可见少量淋巴细胞及单核细胞、中性粒细胞浸润,肺泡壁增厚,肺泡腔内仅见少量渗出物。

病理学诊断：间质性肺炎。

### (七) 呼吸系统切片

器官：肺。

请画出病变示意图并加文字说明。

病理学诊断：粟粒性肺结核(参见彩图 49 和彩图 50)。

### (八) 呼吸系统切片：自行观察、诊断

器官：肺。

请画出病变示意图并加文字说明。

病理学诊断：干酪性肺炎。

### (九) 呼吸系统切片

器官：肺。

切片中见多数结节,其呈同心圆样层状排列者是什么成分？结节周围组织有何改变？

请画出病变示意图并加文字说明。

病理学诊断：硅肺(参见彩图 51)。

(周　韧　陈季强　杨水友)

# 第四章 消化系统
# (DIGESTIVE SYSTEM)

## 实验二十三 消化系统解剖结构
## (ANATOMY OF DIGESTIVE SYSTEM)

【实验目的和要求】

掌握消化系统的组成和结构。

【实验用品和标本】

尸体和标本。

【实验内容和方法】

## 一、消 化 管

### (一)口腔(oral cavity)

1. 掌握口腔的分部及界限,了解唇的活体所见。

2. 了解乳牙和恒牙的牙式,掌握牙形态和构造。

3. 了解舌的形态和黏膜,了解舌肌的一般分布和功能。掌握颏舌肌的起止、位置和作用。

4. 掌握腮腺、颌下腺、舌下腺的位置、形态和腺管的开口部位。

5. 掌握活体口腔所见(牙、牙龈、舌、舌系带、舌下肉阜、咽峡、舌腭弓、咽腭弓、悬雍垂、腭扁桃体等)。

### (二)咽(pharynx)

掌握咽的位置、形态和分部;掌握扁桃体的位置和功能。

### (三)食管(esophagus)

1. 掌握食管的长度、形态、位置、狭窄部位及其意义。

2. 了解食管的构造。

3. 了解食管的 X 线像。

### (四)胃(stomach)

1. 掌握胃的形态、位置、毗邻及构造。

2. 了解胃的 X 线像。

## （五）小肠（small intestine）

1. 掌握小肠的分部。
2. 掌握十二指肠的位置、形态及各部的结构。
3. 掌握空肠、回肠的位置、形态及肠壁的构造。
4. 了解美克尔憩室的位置、形成及其临床意义。

## （六）大肠（large intestine）

1. 掌握大肠的分部及形态学上的特点。
2. 掌握盲肠和阑尾的位置、形态结构及阑尾根部的体表投影。
3. 掌握结肠的分部及位置。
4. 掌握直肠的位置、形态和构造。

# 二、消 化 腺

## （一）肝（liver）

1. 掌握肝的形态、位置（体表投影）和毗邻。
2. 了解肝的分叶及其功能。

## （二）胆囊（gall-bladder）及输胆管道（bile duct）

1. 掌握胆囊的形态、位置及胆囊底的体表投影。
2. 掌握肝外输胆管道的组成，胆总管与胰管的汇合和开口部位。掌握胆汁的排出途径。
3. 了解胆囊和输胆管道的变异。

## （三）胰（pancreas）

1. 掌握胰的位置、分部并了解其临床意义。
2. 掌握胰液的排出途径。

【思考题】

1. 试举例表明成人或小孩病齿的方式，并解释为何牙根暴露的人，当饮用过冷过热的饮料时感到牙痛？牙周炎泛指哪些组织发炎？
2. 舌可分几部？舌背黏膜结构有哪些特点？颏舌肌的起止和作用怎样？
3. 结合活体观察，试述三对大唾液腺的位置及导管的开口部位。
4. 咽峡是怎样围成的？腭扁桃体位于何处？试结合活体叙述。
5. 试述咽的位置、分部和邻通。
6. 空、回肠的鉴别要点有哪些？
7. 阑尾根部的体表投影怎样？在手术时如何寻找阑尾？
8. 试述直肠的形态、构造。何谓痔？内痔和外痔的位置有何不同？

9. 消化管上有哪些定名的弯曲、瓣膜和括约肌？各部黏膜皱襞的形态结构名称有哪些？消化管的哪些部位相对狭窄？

10. 试述胆囊的形态和位置(包括胆囊底的体表投影)以及胆汁和胰液的排出路径。

11. 试述成人肝的形态结构名称,肝的位置(结合活体描述)和邻接。小儿肝的位置与成人有何不同？如何确定肝下垂或肝腹水。

(凌树才　陈季强)

# 实验二十四　消化管组织结构
## (HISTOLOGY OF DIGESTIVE TRACT)

**【实验目的和要求】**

1. 掌握消化管的一般组织结构。

2. 掌握食管、胃、小肠和结肠各段黏膜层的结构特点及其功能的关系。

3. 熟悉阑尾的组织结构。

**【实验用品和标本】**

组织切片。

**【实验内容和方法】**

消化管(digestive tract)包括口腔、咽、食管、胃、小肠、大肠、阑尾和肛门,是一条连续性的管道,管壁均由黏膜、黏膜下层、肌层、外膜四层结构组成。其中变化最大、最能体现各段结构特征的是黏膜层,在观察时须特别注意。

## 一、观察切片

### (一) 牙(tooth)

切　片　名:人牙磨片,AgNO$_3$染色。

要　　　求:了解牙的一般结构。

肉眼观察:辨认牙冠、牙颈、牙根和牙髓腔,牙冠是较粗的一端,其外围有一层乳白色的釉质,牙根是较细的一端,其外周有一薄层淡棕色的牙骨质。牙冠与牙根之间为牙颈,牙中间的腔是牙髓腔。牙本质位于牙釉质和牙骨质的深面。

低倍观察:牙的各部分结构在低倍镜上观察:

1. 牙釉质:呈浅棕色,在牙冠顶部厚,愈靠近牙颈愈薄,釉柱很细,自釉质与牙本质交界处呈放射状向外伸展,与牙表面垂直;芮氏线为粗褐色的条纹,自釉质与牙本质交界处斜向外方伸出;施氏线是与牙表面垂直的一些明暗相间的粗纹。

2. 牙本质:色淡,有许多小管自牙髓腔面呈放射状向外周伸展。

3. 牙骨质:在牙根部较厚,可见骨陷窝和骨小管,在牙颈部较薄,无骨陷窝和骨小管。

### (二) 食管(esophagus)

切　片　名:人食管横切,HE染色。

要　　　求:了解消化管壁的四层结构,掌握食管结构的特点。

肉眼观察:腔面上有多个皱襞,使管腔呈不规则的裂隙状,靠腔面一层紫色的是上皮,其下方淡红色的是黏膜下层,再向外是红色的肌层,外膜不易看见。

低倍观察:从管腔面依次向外观察:

1. 黏膜

(1) 上皮:为复层扁平上皮(有无角化现象?)。

（2）固有层：由细密的结缔组织构成，可见淋巴组织、小血管及食管腺导管。

（3）黏膜肌层：为纵行的平滑肌束横切面，这是食管结构特征之一。

2. 黏膜下层：由疏松结缔组织构成，可见有较大的血管和神经，可以观察到灰蓝色团块样的食管腺的黏液性腺泡和导管，导管上皮为单层立方，渐次为复层立方，最后变为开口处的复层扁平。

3. 肌层：分为内环、外纵两层，注意骨骼肌与平滑肌的区别，以确定本片中的食管属于哪一段？肌层之间有肌间神经丛。

4. 外膜：为疏松结缔组织构成的纤维膜。

高倍观察：注意观察食管腺的黏液性腺泡及其导管和肌间神经丛，后者包括核大而圆、染色浅、核仁明显、胞质嗜碱性的神经元和无髓神经纤维。

## （三）胃（stomach）

切　片　名：人胃底切面，HE 染色。

要　　　求：掌握胃壁的一般结构及胃黏膜的详细结构。

肉眼观察：紫蓝色有高低不平皱襞的为黏膜，其深部红色的为黏膜下层、肌层和外膜。

低倍观察：先全面观察切片，分清管壁四层结构，然后选择一胃底腺呈纵切的部位自内向外逐层观察。

1. 黏膜层：表面不平整，和黏膜下层共同形成皱襞，向腔内突起。黏膜表面下陷，形成胃小凹。

（1）上皮：单层柱状上皮，胞质内有较多黏原颗粒，将细胞核挤向基底部。

（2）固有层：结缔组织中分布着大量的胃底腺，它们均开口于胃小凹底部。由于切面关系，胃底腺和胃小凹多不连续而被切成不同的断面。胃底腺中，大致可区分出红色的壁细胞和紫蓝色的主细胞。注意它们在胃底腺中的分布规律。

（3）黏膜肌层：为疏松结缔组织，内含血管、淋巴管和神经等。

2. 肌层：较厚，分内斜、中环、外纵三层平滑肌。内斜和中环的两层之间，界线不甚分明，肌层间有肌间神经丛。

3. 外膜：为浆膜，由薄层疏松结缔组织和其表面的间皮组成。

高倍观察：着重观察下列结构：

（1）上皮：较高的单层柱状上皮，细胞核圆，近基部，柱状细胞顶部的胞质内充满黏原颗粒，HE 染色不易着色，因此呈现透亮区（上皮内有无杯状细胞？）。

（2）胃底腺：由主细胞、壁细胞和颈黏液细胞等组成。主要辨认主细胞和壁细胞。

① 主细胞：体积较小，呈柱状，胞质着紫蓝色，胞核圆形，位于细胞基部。主细胞多分布于胃底腺的体部和底部。

② 壁细胞：体积较大，呈圆形或不规则圆形，胞质着红色，核圆居中，少数壁细胞有两个核，多分布在胃底腺的颈部和体部。

③ 颈黏液细胞：体积小，呈低柱状或烧瓶状，胞质透亮，核扁，紧贴基部。颈黏液细胞数量少，分布在胃底腺颈部。

（3）固有层：结缔组织中除了有大量的胃底腺外，还有散在的平滑肌、淋巴组织、浆细胞和颗粒白细胞。

（4）肌间神经丛：包括神经元和无髓神经纤维。

## （四）小肠（small intestine）

切　片　名：人空肠纵切面，HE 染色。

要　　求：掌握小肠壁的结构特点及小肠绒毛和小肠腺的详细结构。

肉眼观察：纵切面可见数个较高的隆起，是小肠的环行皱襞，在皱襞表面可见有许多细小的突起，即绒毛。深面红色的为黏膜下层、肌层和外膜。

低倍观察：

1. 黏膜：小肠黏膜表面有许多指状突起的绒毛。有些绒毛被横切或斜切成圆形或椭圆形的断面，游离于肠腔内。绒毛基部的上皮向固有层内下陷，形成管状的小肠管，故小肠腺开口于相邻绒毛的基部。部分肠腺可被横切或斜切成圆形或椭圆形的断面。固有层的结缔组织中还可见孤立淋巴小结和弥散淋巴组织（注意与小肠腺的边切相区别）。黏膜肌层为一薄层内环外纵的平滑肌。

2. 黏膜下层：为疏松结缔组织，内有丰富的小动、静脉和小淋巴管等。

3. 肌层：为内环外纵的两层平滑肌。

4. 外膜：为浆膜，由薄层结缔组织和覆盖在外表面上的单层扁平上皮组成。

高倍观察：着重观察下列结构：

1. 肠上皮：为单层柱状上皮，其胞核的形态、位置与胞质的着色均与胃上皮不同。上皮的游离面可见着色红亮呈茸状的纹状缘。若将光线调暗些，则更清楚。柱状细胞之间散布着少量的杯状细胞，其胞质透亮呈水滴样。核位于较细的基部，呈三角形。

2. 绒毛的轴心：为固有层，疏松结缔组织中细胞较多且含有丰富的毛细血管和毛细淋巴管，此外尚有少量散在的纵行平滑肌纤维。

3. 小肠腺：除了柱状细胞和杯状细胞外，在小肠腺的底部，有三五成群的潘氏细胞，其胞体呈锥体形，核圆形近基部，核上方有粗大的嗜酸性颗粒。本片在制片过程中，颗粒大多溶解，仅见颗粒的轮廓，故胞质着色浅。

4. 肌间神经丛：由神经元和无髓神经纤维组成。神经元大小不一，胞质淡紫色，核大，染色浅，核仁清楚。单层扁平的囊细胞（卫星细胞）围绕在神经细胞周围，其胞核染色深，呈圆形。

5. 黏膜下神经丛：结构同肌间神经丛。

## （五）大肠（large intestine）

切　片　名：人结肠纵切面，HE 染色。

要　　求：掌握大肠的结构特点，并与小肠的结构对比。

肉眼观察：大肠黏膜面可见较低而宽的皱襞。

低倍观察：基本结构与小肠相同，也可分四层，但有下列不同：

1. 黏膜只有皱襞，无绒毛，表面较平整，上皮中杯状细胞较多。

2. 大肠腺：较大肠腺粗、长、直，整齐地排列在固有层中，其中有大量杯状细胞。

3. 固有层中的孤立淋巴小结常可伸达黏膜下层，黏膜下层中常有脂肪细胞存在，内有较大的血管和淋巴管。

4. 肌层：亦为内环外纵两层平滑肌,局部外纵肌增厚成结肠带。

5. 外膜：有腹膜覆盖的部分为浆膜,其余部分为纤维膜,常含较多的脂肪细胞。

高倍观察：着重观察下列结构：

1. 上皮：柱状细胞游离面的纹状缘较薄,杯状细胞较多。

2. 大肠腺的形态和细胞构成。

3. 黏膜下神经丛和肌间神经丛。

## (六) 阑尾(appendix)

切 片 名：人阑尾横切,HE 染色。

要 求：比较阑尾与大肠结构上的异同,了解阑尾中特别丰富的淋巴组织在免疫功能中的意义。

肉眼观察：阑尾管腔小而不规则,腔内常有食物残渣存在。黏膜中连成环状的紫蓝色团块即淋巴组织。周围色浅处为黏膜下层,最外面粉红色的结构为肌层。

低倍观察：基本结构与大肠同,但肠腺不发达。固有层内淋巴组织特别丰富,淋巴小结和弥散淋巴组织连成一环,并伸入黏膜下层,黏膜肌层被冲散,使固有层与黏膜下层界线不清,肌层较薄,外膜为浆膜。阑尾腔内常有肠内容物和脱落的上皮细胞,呈紫红色。

高倍观察：观察上皮和肠腺,并与大肠比较。

# 二、示 教

## (一) 丝状乳头(filiform papillae)

人舌丝状乳头,HE 染色。

要求：了解丝状乳头的形态和结构。

观察：丝状乳头为舌背部黏膜表面的锥形突起,形同烛焰。其表面为复层扁平上皮,上皮表层细胞染成红色,胞核固缩或呈薄层无核的角化层,并与深层细胞有分离现象。固有层的结缔组织从乳头基部高低不一地突向上皮,形成乳头的轴心。

## (二) 菌状乳头(fungiform papillae)

人舌菌状乳头,HE 染色。

要求：了解菌状乳头的形态和结构。

观察：乳头基部细而窄,顶部较大,呈略扁的半圆形,形似蘑菇。其结构与丝状乳头同,唯其轴心的结缔组织富含血管,且发出较多分支(即次级乳头)突向上皮。

## (三) 轮廓乳头(circumvallate papillae)

人舌轮廓乳头,HE 染色。

要求：了解轮廓乳头的形态和结构。

观察：轮廓乳头大,顶部平,不突出舌面,在切面上,其两侧以深陷的轮廓沟与周围组织分界,乳头侧面的复层扁平上皮中,成单行排列着椭圆形浅染的味蕾,沟底附近的黏膜中有

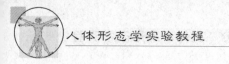

浆液性的味腺。

### (四) 味蕾(taste bud)

兔的叶状乳头,HE 染色。

要求:了解味蕾的结构。

观察:叶状乳头在切面上由脊和沟交替排列成整齐的一行。每个叶状乳头侧面的复层扁平上皮中,浅色的椭圆形小体就是味蕾,其中胞体较大、着色浅的梭形细胞是味细胞,其顶部有味毛伸入味孔;胞体纤细,着色较深的梭形细胞是支持细胞,位于味蕾基部的锥体形细胞是基底细胞。味蕾顶端与表面相通连的小凹即味孔。

### (五) 中央乳糜管(central lacteal)

猪的十二指肠绒毛,HE 染色。

要求:熟悉中央乳糜管的位置和结构。

观察:中央乳糜管位于绒毛中轴,由一层内皮围成,腔内有许多红色的乳糜颗粒,其周围分布有毛细血管和散在的纵行平滑肌纤维。

### (六) 小肠腺中的内分泌细胞(endocrine cell)

人小肠横切,$AgNO_3$ 染色。

要求:了解内分泌细胞在小肠腺中的分布及其嗜银性。

观察:内分泌细胞散在小肠腺上皮细胞之间,胞质中有大量深褐色的嗜银颗粒,胞核往往被其掩盖而不易看清。

### (七) 十二指肠腺(duodenal gland)

人十二指肠纵切,HE 染色。

要求:了解十二指肠腺的分布与结构。

观察:十二指肠黏膜下层内分布着大量黏液性腺泡,即为十二指肠腺。

## 三、电 镜 图 像

### (一) 主细胞(chief cell)

要求:掌握主细胞的超微结构。

观察:在细胞游离面可见微绒毛、酶原颗粒,核下区胞质内有丰富的粗面内质网,核上区可见高尔基复合体等。顶部胞质中充满粗大的酶原颗粒。

### (二) 壁细胞(parietal cell)

要求:掌握壁细胞的超微结构。

观察:可见细胞内分泌小管中发达的微绒毛、微管泡系,丰富的线粒体,并可见高尔基复合体及粗面内质网等超微结构。

（三）**小肠黏膜吸收细胞**（absorptive cell of small intestine）

要求：熟悉肠吸收细胞的超微结构特征。

观察：可见游离面密集的微绒毛和胞质内的线粒体、滑面内质网、高尔基复合体等超微结构。

{思考题} 切片上如何鉴别小肠和大肠？

（杨友金　陈季强）

# 实验二十五　消化腺组织结构
## (HISTOLOGY OF DIGESTIVE GLAND)

【实验目的和要求】

1. 了解消化腺的一般组织结构。
2. 掌握胰腺、肝脏的组织结构特点及其与功能的关系。
3. 熟悉颌下腺、舌下腺、腮腺、胆小管的组织结构特点。

【实验用品和标本】

组织切片。

【实验内容和方法】

消化腺(digestive gland)可分大、小两种类型,小消化腺如食管腺、胃腺、肠腺等;大消化腺如大唾液腺、胰腺和肝脏,是实质性器官,均由腺组织和结缔组织构成。本次着重观察大消化腺在 HE 染色标本中的组织结构特征。

# 一、观 察 切 片

## (一) 颌下腺(submandibular)

切 片 名：人颌下腺切面,HE 染色。

要　　求：掌握颌下腺的结构特征,辨认腺泡和导管,区分两种腺细胞和三种腺泡。

低倍观察:从外周向中央观察:

1. 被膜:为疏松结缔组织,该片仅为颌下腺的一部分,故被膜不全。被膜伸入实质,将腺泡隔成许多小叶。小叶间的结缔组织中有较大的小叶间导管和丰富的血管。

2. 腺泡:小叶内有大量腺泡,其中大多数是染成红紫色的浆液性腺泡,此外尚有少量紫蓝色或透亮的黏液性腺泡和混合性腺泡。腺泡之间还有散在的脂肪细胞和小叶内导管,其中最醒目的是分泌管。

高倍观察:着重观察下列结构:

1. 浆液性腺泡:由浆液性腺细胞组成,细胞呈锥体形,核圆近基部,核上区着红紫色,有许多红色的酶原颗粒,核下区深紫色。有的细胞染色浅,应与黏液性腺泡相区分。

2. 黏液性腺泡:由黏液性腺细胞组成,细胞呈锥体形或低柱形,核扁,紧贴基部,核上区着灰蓝色,或因制片过程中黏原颗粒溶解而透亮。

3. 混合性腺泡:由浆液性和黏液性两种腺细胞组成。浆液性腺细胞常三五成群,形成半月形贴于黏液性腺泡的一侧,称浆性半月。

4. 小叶内的导管:包括① 闰管:由单层扁平或低立方上皮组成的小管,着色较浅。② 分泌管:管腔较大,由单层柱状上皮组成,上皮细胞的核靠近游离面,胞质着色最红。③ 小叶内导管:上皮着较浅的红色,导管外有少量结缔组织。

5. 小叶间导管:为单层高柱状上皮或假复层柱状上皮组织,导管周围有较多的结缔组织。

## （二）胰腺（pancreas）

切　片　名：人胰腺切面,HE 染色。

要　　　求：掌握胰腺的结构特点,区分腺泡、导管和胰岛。

低倍观察：

1. 被膜：为疏松结缔组织,并伸入实质,将其分隔成大小不一的小叶,小叶间可见由单层柱状上皮组成的小叶间导管。

2. 腺泡与胰岛：小叶内大部分为红紫色的腺泡;散布在腺泡之间,大小不一,着色浅的细胞团块即为胰岛。

高倍观察：着重观察下列结构：

1. 腺泡：为浆液性腺泡。细胞呈锥体形,核圆近基部,核上区有许多红色的酶原颗粒,核下区嗜碱性(为什么？超微结构如何？)。腺腔中可见数量不等的椭圆形胞核,细胞较小,其胞质透亮,即为泡心细胞。

2. 闰管：由单层扁平或低立方上皮组成,管腔小,因其上皮细胞的胞质着色浅,所以在纵切面上常仅见到两列扁圆形的胞核。

3. 小叶内导管：由单层立方上皮组成,管径小,周围有少量结缔组织。

4. 小叶间导管：由单层柱状上皮组成,周围结缔组织较多。

5. 胰岛：由大小不一、着色浅的细胞集结成索、网、团状,细胞界限不清,在 HE 染色的切片中不能区分 A、B、D 三种细胞。胰岛内有丰富的毛细血管。

## （三）肝脏（liver）

切　片　名：人肝脏切面,HE 染色。

要　　　求：掌握肝小叶和门管区的形态结构,联系两者的关系,理解肝小叶中血液循环和胆汁排出的途径。

低倍观察：自边缘向中央观察

1. 被膜：为致密结缔组织,其表面有间皮覆盖。

2. 门管区：为实质部分的岛状结缔组织,其中有小叶间动、静脉和小叶间胆管。

3. 肝小叶：由门管区分隔成的多边形结构,相邻肝小叶之间界线不清,小叶中央为中央静脉,肝细胞索与索间的肝血窦均以此为中心,呈放射状排列。

4. 小叶下静脉：为单独存在于肝小叶之间的较大的小静脉。

高倍观察：着重观察以下结构：

1. 门管区的三种管道

(1) 小叶间静脉：管壁薄,管腔最大而不规则;

(2) 小叶间动脉：管壁较厚,管壁主要由数层平滑肌构成,管腔最小;

(3) 小叶间胆管：由单层立方或单层柱状上皮组成,胞质着色较浅,界线不清,核呈串珠状排列,排列整齐。

2. 肝小叶

(1) 中央静脉：壁薄而不完整,与肝血窦相通连。

(2) 肝细胞索：由多边形的肝细胞单行排列而成。肝细胞核圆,位于细胞中央,部分肝

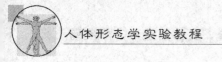

细胞为大核或双核,细胞质染成红色。

(3)肝血窦:为肝细胞索之间的缝隙,与中央静脉相通连。窦壁由扁平的内皮细胞组成。在窦腔内有体积较大、不规则星形、核圆形或椭圆形的枯氏星形细胞,其胞质染成粉红色。胞体常位于血窦腔内以伪足附于内皮细胞表面或之间。

# 二、示 教

## (一)腮腺(parotid gland)

人腮腺切面,HE 染色。

要求:归纳腮腺的结构特点。

观察:基本结构同颌下腺,但腮腺仅由浆液性腺泡组成。

## (二)舌下腺(sublingual gland)

人舌下腺切面,HE 染色。

要求:认识舌下腺的结构特点。

观察:基本结构同颌下腺,但以黏液性和混合性腺泡为主,没有闰管。

## (三)胰岛 A、B 细胞(A-cells, B-cells of pancreas)

豚鼠胰岛,三色染色法。

要求:识别胰岛中 A、B、D 三种细胞。

观察:胰岛 A 细胞数量较少,胞体较大,着色鲜红,多分布在胰岛的边缘部分;B 细胞较小,数量最多,着色暗红;D 细胞为蓝色,数量很少,不易见到。胰岛四周为外分泌部的腺泡,其中深红色的颗粒为酶原颗粒。

## (四)肝糖原(hepatic glycogen)

小白鼠肝,PAS 染色。

要求:了解糖原在肝细胞中的分布。

观察:糖原在肝细胞质中呈红紫色颗粒状。

## (五)胆小管(bile canaliculi)

人肝脏切面,$AgNO_3$ 染色。

要求:了解胆小管的位置和形态。

观察:切片中,肝细胞索呈浅棕色。在肝细胞索内,肝细胞之间的黑褐色小管即胆小管,它们互连成网状。

思考题

1. 切片中如何区分颌下腺和胰腺?

2. 光镜下如何区分浆液性腺泡、黏液性腺泡和混合性腺泡?

(杨友金 陈季强)

# 实验二十六 消化系统病理
## (PATHOLOGY OF DIGESTIVE SYSTEM)

【实验目的和要求】

1. 胃和十二指肠溃疡的病理形态及其常见合并症。
2. 肝炎时肝细胞变性坏死的几种形态特点。
3. 急性亚急性重型肝炎的病理形态及其后果。
4. 结节性肝硬变的形态特点及其发生机制。
5. 大结节性肝硬变和小结节性肝硬变的后果。
6. 胃癌、肝癌的病理形态。

【实验用品和标本】

病理标本和切片。

【实验内容和方法】

# 一、眼 观 标 本

### (一) 消化系统标本

器官：胃或十二指肠。

请自行描写病变：溃疡位置、数目、大小、深度；溃疡形状、边缘、底部、周围黏膜皱襞；溃疡之切面呈斜漏斗形。

病理学诊断：胃或十二指肠溃疡。

思考题

1. 胃、十二指肠溃疡尤其是胃溃疡的大小、形状、边缘、底部及切面的形态学特点在诊断及鉴别诊断上有何重要意义？

2. 有人说胃溃疡就是局限性胃黏膜坏死和缺损,这句话对吗？为什么？

### (二) 消化系统标本

器官：十二指肠。

请自行描写病变。

病理学诊断：十二指肠溃疡。

### (三) 消化系统标本

器官：十二指肠。

观察要点：注意病变的部位、形状、大小、边缘状况等,尤其注意观察病变部位底部的改变。

病理学诊断：十二指肠溃疡伴穿孔。

思考题

1. 胃和十二指肠溃疡病的常见并发症有哪些？

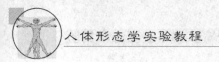

2. 为什么十二指肠溃疡比胃溃疡更易合并穿孔？它们穿孔后可能会造成什么严重后果？

### （四）消化系统标本

器官：阑尾。

观察要点：注意器官体积的大小有无明显改变，表面的血管有何改变，有无渗出物？

病理学诊断：单纯性阑尾炎。

临床病历摘要：男性,25 岁。一天前开始有轻微上腹部疼痛,逐渐加重,入院前 3 小时疼痛局限于下腹部,检查发现麦氏点轻度压痛。化验：白细胞总数为 $8.5×10^9/L(8500/mm^3)$,中性粒细胞计数 78%。

### （五）消化系统标本

器官：阑尾。

观察要点：参考上例。

病理学诊断：蜂窝织性阑尾炎（化脓性阑尾炎）。

临床病历摘要：男性,45 岁。入院前 10 小时开始脐周痛,4 小时后局限于右下腹,阵发性加剧,伴发热、恶心、呕吐。体检：右下腹肌紧张,麦氏点附近有明显压痛及反跳痛。化验：白细胞总数为 $18.0×10^9/L(18000/mm^3)$,中性粒细胞计数 90%。

### （六）消化系统标本

器官：阑尾。

观察要点：注意器官表面的颜色有何明显改变,有无穿孔,内腔有无阻塞。

病理学诊断：坏疽性阑尾炎。

### （七）消化系统标本

器官：肝。

自行描写病变：注意肝脏的体积,左、右叶比较质地、包膜、边缘、切面颜色,又称为急性黄色肝萎缩或急性红色肝萎缩。

病理学诊断：急性重症肝炎。

临床病历摘要：男性,28 岁。3 个月来不规则发热伴食欲减退。肝区疼痛,皮肤、巩膜发黄,经常鼻出血,大便灰白色;近一周来腹部膨胀,黄疸加剧,2 天来烦躁不安,以后转入昏迷。

思考题 以上症状是怎样引起的？

### （八）消化系统标本

器官：肝脏。

病变描写：肝脏体积缩小,表面凹凸不平,切面深黄色,可见散在的米粒大小之岛屿状结节,颜色为灰白或灰黄色。

病理学诊断：亚急性重症肝炎。

【思考题】

1. 结合上述病变,试述可能产生黄疸、腹水的原因。

2. 上述病变发展下去,会产生什么病变?

## (九) 消化系统标本

器官:肝。

病变描写:肝体积缩小,质地变硬,肝表面及切面可见结节,结节大小比较一致,形状圆形或卵圆形,紧密排列,颜色灰白。纤维间隔宽度 2~3mm,颜色灰白。

病理学诊断:门脉性肝硬化。

## (十) 消化系统标本

器官:肝。

请描写病变(对照上例描写)。

病理学诊断:坏死后性肝硬化。

【思考题】 门脉性肝硬变(小结节性肝硬变)和坏死后性肝硬变(大结节性肝硬变)在眼观标本中怎样区别?

临床病历摘要:男性,45 岁。6 年前曾患肝炎,以后曾数次出现黄疸、乏力。最近一次在 2 个月前,自觉腹胀、倦怠、食欲差,3 天前转入半昏迷状态。体检:黄疸、腹胀、胸壁静脉怒张,脾大,下肢浮肿,面部及肩部见蜘蛛痣。化验:肝功能检查证明肝功能不全。

【思考题】 根据临床表现能鉴别门脉性肝硬变和坏死后性肝硬变吗?为什么?

## (十一) 消化系统标本

器官:肝。

自行描写病变:注意肝脏体积、质地、切面颜色、表面和切面有无结节及分布特点。

病理学诊断:胆汁性肝硬化。

临床病历摘要:成年男性,因患慢性胆囊炎急性发作而入院手术。术中见胆总管及胆管内均有结石形成。

【思考题】 结合上述病理形态和临床情况,想一想本病是怎样造成的。

## (十二) 消化系统标本

器官:食管。

病变描写:食管黏膜下可见明显行走的静脉。因食管下端静脉周围缺乏支持组织,又易受食物摩擦之影响及腐蚀,故易并发食管下端出血。

病理学诊断:食管下端静脉曲张。

## (十三) 消化系统标本

器官:脾。

病变要点:

1. 脾体积增大,被膜可见白色片状絮状物附着及白色斑块形成。

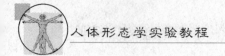

2. 切面脾小梁增多增粗,脾小结节不明显。

病理学诊断:脾肿大(脾亢)。

【思考题】 上述片状絮状物及白色斑块是如何形成的?

### (十四) 消化系统标本

器官:胃。

病变描写:胃窦部见一溃疡型肿块,肿块直径 8.5cm。切面见肿块颜色灰白,浸及胃壁全层。

病理学诊断:胃腺癌。

临床病历摘要:女性,51 岁。近半年来上腹部饱胀不适,食欲不振,明显消瘦,近十天来食后呕吐。体检:上腹部扪及硬块,胃有震水声,左锁骨上淋巴肿大如鸽蛋,纤维胃镜检查可见胃窦部有一肿块,发现胃脱落细胞中有成堆核大深染、异型明显的细胞。

### (十五) 消化系统标本

器官:肝。

病变描写(提示:标本中有癌变区和非癌变区):肝脏之大部见一巨大肿块,大小因标本而异。切面肿物颜色灰白,部分区域可见坏死,其境界不清。肿物周围肝组织呈结节性肝硬变改变。

病理学诊断:肝硬化伴肝细胞性肝癌。

临床病历摘要:老年男性,近一个月来感右上腹饱胀,深呼吸时疼痛,食欲差,消瘦明显,近几天来卧床不起,出现衰竭。10 年前曾患肝炎,脾肿大 6 年,曾于 2 年前出现过腹水。体检:轻度黄疸,肝在右肋下 9cm,有腹水,腹壁静脉怒张,下肢浮肿。超声波检查:肝有实质性肿块,AFP 阳性。

## 二、镜 检 切 片

### (一) 消化系统切片

器官:胃。

请画出示意图并加文字说明。

病理学诊断:胃溃疡。

【思考题】 切片中底部血管有什么改变?底部血管还可能有什么改变?这些改变对疾病有什么影响?

### (二) 消化系统切片

器官:阑尾。

病变描写:阑尾全层均可见充血、水肿及中性粒细胞弥漫性浸润;浆膜层可见纤维素及中性粒细胞等炎性渗出物覆盖。

病理学诊断：蜂窝织性阑尾炎(参见彩图52)。

### (三) 消化系统切片

肠上皮化生(示教)：胃黏膜上皮细胞变成分泌黏液的杯状细胞,似小肠黏膜上皮。

### (四) 消化系统切片

器官：肝。

病变描写：肝实质细胞呈一片荒芜,小叶门管区周边可见残存之肝细胞,肝窦扩张,门管区还可见淋巴细胞浸润,枯否氏细胞增生。

病理学诊断：急性重症肝炎。

### (五) 消化系统切片

器官：肝。

请画出病变示意图。

病变描写：

1. 肝正常结构破坏,假小叶形成。

2. 假小叶有片状变性坏死的肝细胞和增生的肝细胞,并有肝细胞浆内淤胆,小胆管和毛细血管胆管内有胆栓。

3. 假小叶外有增生的纤维组织和小胆管。

病理学诊断：门脉性肝硬化(参见彩图53)。

### (六) 示教

1. 小灶性坏死(点状坏死)：肝细胞小灶性坏死区见核碎片及少量中性粒细胞浸润(参见彩图54)。

2. 碎片状坏死：肝小叶界板处肝细胞灶性坏死,并向肝实质内"虫蚀"状浸润。坏死区内见核碎片及淋巴和中性粒细胞浸润(参见彩图55)。

3. 气球样变：肝细胞高度疏松、肿胀,肝窦受压消失。

4. 嗜酸性小体(凋亡小体)：肝细胞核消失,呈均匀一致的嗜伊红球形结构。

5. 毛玻璃样肝细胞：肝细胞肿大,胞浆内充满嗜酸性细颗粒物,不透明似毛玻璃样。

### (七) 消化系统切片

器官：肝。

请画出病变示意图。

病变要点提示：

1. 肝正常结构已不存在,大多构成结节——包含一个或数个假小叶。

2. 结节内的肝细胞形态和结构发生什么改变?

3. 结节之间的改变怎样?

病理学诊断：坏死后性肝硬化。

**(八) 印戒细胞癌(示教)**

胃癌的癌细胞浆内出现大量黏液,细胞核被挤向一侧,如同戒指形状。

**(九) 消化系统切片**

器官:肝。

请画出示意图并加文字说明。提示:① 本切片有癌和非癌病变;② 重点观察癌细胞的形态及其排列结构。

病理学诊断:肝硬化伴肝细胞性肝癌。

(周　韧　陈季强　杨水友)

# 第五章　泌尿系统
# (URINARY SYSTEM)

## 实验二十七　泌尿系统解剖结构
### (ANATOMY OF URINARY SYSTEM)

【实验目的和要求】

　　掌握泌尿系统的组成和结构。

【实验用品和标本】

　　尸体和标本。

【实验内容和方法】

## 一、实验方法

观察尸体和标本。

## 二、实验内容

### (一) 肾(kidney)

　　1. 掌握肾的形态、位置毗邻及肾的肉眼结构。

　　2. 掌握肾的被膜及肾的固定。

　　3. 了解肾内动脉与肾段的概念。

### (二) 输尿管(ureter)

　　1. 掌握输尿管的形态位置和在盆部(特别是女性)的主要毗邻。

　　2. 掌握输尿管的狭窄,了解其临床意义。

### (三) 膀胱(urinary bladder)

　　1. 掌握膀胱的形态和位置。

　　2. 掌握膀胱与腹膜的关系及其临床意义。

　　3. 了解膀胱壁的构造。掌握膀胱三角的位置及其临床意义。

### (四) 尿道(urethra)

　　1. 男性尿道详见男性生殖系统。

　　2. 掌握女性尿道的形态特点、开口位置。

**思考题**

1. 肾位于何处？左、右肾位置上有何不同？什么叫肾门、肾窦,肾窦内有哪些结构？在肾的额状切面上你能见到哪些结构？尿液是怎样形成的？肾依靠什么来维持它的位置？

2. 尿路有结石时易嵌顿在何处？尿路以何处最狭窄？有哪些括约结构？

3. 如何辨认膀胱三角？有何临床意义？

4. 为什么女性易患尿路感染？

5. 膀胱与腹膜关系怎样,有何临床意义？

（凌树才　陈季强）

## 实验二十八 泌尿器官组织结构
### (HISTOLOGY OF URINARY SYSTEM)

【实验目的和要求】

1. 掌握肾组织结构及血液循环途径,特别是肾单位各段的结构特征(含超微结构)。

2. 了解膀胱、输尿管的一般结构。

【实验用品和标本】

组织切片。

【实验内容和方法】

泌尿系统包括肾脏、输尿管、膀胱及尿道。肾脏形成尿液,参与调节水电解质平衡,并能分泌一些生物活性物质。膀胱可储存尿液,输尿管、尿道是排尿管道。

# 一、肾 脏

切 片 名:人肾脏切面,HE 染色。

目 的:掌握肾脏(kidney)的组织结构,特别是肾单位,集合管及球旁复合体各部分的位置、组成及光镜结构特征。认识肾脏内各级血管,理解其血液循环特点与其功能的关系。

肉眼观察:肾表层深红色部分是肾皮质,深部浅红色部分为肾髓质。

低倍观察:从表面向深部逐步观察。

1. 被膜:为包在肾表面的致密结缔组织薄膜。

2. 皮质:包括髓放线和迷路。

(1) 髓放线:为与髓质相延续的纵行管道,髓放线与皮质迷路相间排列。

(2) 皮质迷路:由肾小体与许多弯曲的上皮小管组成。皮质迷路的中央有纵行的小动静脉,即小叶间动静脉,是肾小叶的分界标志。

(3) 髓质:位于肾皮质深层,主要为肾小管直部、细段和集合管的不同形状切面。

(4) 肾间质:在分泌小管之间的少量结缔组织为肾间质,内含血管和神经等。

高倍观察:

1. 皮质迷路

(1) 肾小体:由肾小囊和血管球组成,在完整的切面上有时可见到与血管相连的血管极和与近端小管相连的尿极。

肾球囊:围在血管球的外周,分脏、壁两层,两层间的腔隙即为肾球囊腔,壁层由单层扁平上皮组成,在尿极处与近端小管上皮相续。在血管极处,壁层反折与脏层的足细胞相连续,足细胞核较大,胞体紧贴于血管球的毛细血管壁,与内皮不易区分。

血管球:圆形或椭圆形,见许多毛细血管切面以及一些蓝色细胞核,内皮细胞、足细胞和系膜细胞不易区分。

(2) 近端小管曲部:位于肾小体附近,管径粗,管腔窄而不规则。管壁上皮呈锥体形,细胞界线不清(为什么?),胞质嗜酸性强,着红色,可见游离缘、刷状缘,基底部可见纵纹,胞核圆形,位于细胞基部,切面上胞核排列疏落。

(3)远端小管曲部:位于肾小体附近,管腔大而规则。管壁薄,管壁上皮呈立方形,细胞界线较清楚,胞质弱嗜酸性,着粉红色或红紫色,无刷状缘,基底部亦可见纵纹,核圆而居中,排列较密集,在远曲小管紧贴肾小体血管极处,可见上皮细胞呈高柱状,胞核椭圆形,位于细胞上部,排列紧密,此即致密斑。

2. 髓放线

(1)近端小管直部:结构同曲部,但上皮较低,管径更细些;

(2)远端小管直部:结构同曲部,但上皮较低,管径更细些;

(3)集合小管:管径粗,管壁由单层立方上皮构成,细胞界线清楚,胞核圆而居中,胞质清亮。

3. 髓质:近皮质部分称为外带,深层部分称为内带。

(1)近端小管直部:仅见于髓质外带,结构同髓放线中的近直小管;

(2)远端小管直部:位于髓质内带和外带,结构同髓放线中的远端小管;

(3)细段:在髓质内带较多,管径细小,由单层扁平上皮组成,上皮细胞的核卵圆形,突入管腔,注意与毛细血管相区别;

(4)集合小管:管径粗,管壁由单层立方上皮构成,细胞界线清楚,胞核圆而居中,胞质清亮。

# 二、膀　胱

切　片　名:人膀胱(urenary bladder)切面,HE 染色。

目　　的:了解膀胱壁的组织结构特征。

肉眼观察:凹凸不平面为黏膜,染色深;其外方着色浅的部分为肌层和外膜。

低倍观察:膀胱壁由内向外分为黏膜、肌层和外膜三层。

1. 黏膜:不平整,有许多皱襞。上皮为变移上皮。上皮细胞有 5~6 层,表层膀胱处于中等度收缩状态。固有膜为疏松结缔组织。

2. 肌层:为平滑肌,较厚,但层次不清,肌束间结缔组织和血管比较丰富。

3. 外膜:为薄层疏松结缔组织。

高倍观察:观察变移上皮和平滑肌的各种切面。

# 三、输尿管

切　片　名:人输尿管(ureter)切面,HE 染色。

目　　的:了解输尿管的组织结构。

肉眼观察:输尿管的管径较小,管腔呈星形。

低倍观察:管壁从内向外可分为黏膜、肌层和外膜三层。

1. 黏膜层:有许多纵行皱襞,因而管腔不规则。上皮为变移上皮,其下方为固有膜。固有膜为细密的结缔组织。

2. 肌层:由平滑肌组成,上 2/3 为内环、外纵两层;下 1/3 为内纵、中环、外纵三层(你所观察的输尿管属于哪一段?)。

高倍观察:观察变移上皮的形态。

# 四、示　教

## (一)肾小体血管(glomerulus)

切片:新生儿肾脏,柏林蓝血管灌注片。

目的:了解肾血管的分布及其与形成原尿的关系。

观察:切片中蓝色部分均为血管。血管球呈蓝色团状,较粗的入球小动脉从小叶间动脉发出。出球小动脉较细,与球后毛细血管网通连。

## (二)近曲小管刷状缘(brush broder of the proximal convoluted tubule)

切片:人肾切面,HE 染色。

目的:认识近曲小管上皮的刷状缘。

观察:近曲小管上皮的游离面上有一列折光较强的茸状结构即刷状缘。

## (三)近曲小管刷状缘(brush border of the proximal convoluted tubule)

切片:大白鼠肾脏切面,AKP 染色。

目的:用 AKP(碱性磷酸酶)反应显示刷状缘,与 HE 染色对照。

观察:近端小管上皮游离面深褐色的茸状结构,即为刷状缘。

## (四)球旁细胞(juxtablomerular cell)

切片:人肾脏切面,HE 染色。

目的:认识球旁细胞的形态和位置。

观察:肾小体的入球小动脉管壁平滑肌呈上皮样排列,细胞立方形,核圆。由于肌丝少,故胞质着色较一般平滑肌浅。

## (五)致密斑(macular densa)

切片:人肾脏切面,HE 染色。

目的:了解致密斑的形态和位置。

观察:在肾小管血管极附近,远端小管贴近血管极处的局部上皮细胞呈高柱状,胞核排列密集,即为致密斑。其下方密集的细胞团为极垫细胞。

# 五、电镜图像

## (一)肾小体滤过膜(filtration membrane)

目的:掌握肾小体滤过膜的超微结构特征。

观察：见血管球有孔毛细血管内皮、基膜、足细胞裂孔膜及足细胞胞体与其突起。

## (二) 近曲小管上皮(the epithelial cells of the proximal convoluted tubule)

目的：掌握近曲小管上皮细胞的超微结构特征。

观察：可见细胞游离面有密集的微绒毛，吞饮小泡；侧面有侧突和连接复合体；基底面有发达的质膜内褶，褶间胞质内有许多纵行排列的线粒体。

## (三) 远曲小管上皮(the epithelial cells of the distal convoluted tubule)

目的：掌握远曲小管上皮细胞的超微结构特征。

观察：可见细胞游离面有少量微绒毛，侧面侧突少，基底面质膜内褶发达，近细胞游离面；线粒体丰富。

【思考题】 光镜下根据哪些形态结构特征区别近端小管、远端小管和集合管？

(杨友金　陈季强)

# 实验二十九 泌尿系统病理
## (PATHOLOGY OF URINARY SYSTEM)

**【实验目的和要求】**

1. 掌握急性及慢性肾小球性肾炎的眼观及镜下特点；
2. 掌握慢性肾盂肾炎的眼观特点。

**【实验用品和标本】**

病理标本和切片。

**【实验内容和方法】**

## 一、眼 观 标 本

### (一) 泌尿系统标本

器官：肾。

病变要点：根据实验六的提示观察肾脏标本的程序，自行观察并归纳其特点。

病理学诊断：急性弥漫性增生性肾小球肾炎。

### (二) 泌尿系统标本

器官：肾。

病变描写：肾脏体积缩小，肾皮质变薄。髓质和皮质分界不清，包膜粘连，不易剥离，其肾盂黏膜光滑。肾表面呈细颗粒状，故又称颗粒性固缩肾。

病理学诊断：慢性肾小球肾炎。

### (三) 泌尿系统标本

器官：肾。

自行描写病变(提示：重点观察肾表面疤痕的特征及肾盂黏膜的改变)：肾脏体积、质地，表面可见大小不一的凹陷性疤痕，肾盂黏膜粗糙。

病理学诊断：慢性肾盂肾炎。

## 二、镜 检 切 片

### (一) 泌尿系统切片

器官：肾。

请画出病变示意图并加文字说明。提示：重点观察肾小球形态的改变、肾小球内细胞种类和数量的改变。

病理学诊断：急性弥漫性增生性肾小球肾炎。

## (二) 泌尿系统切片

器官：肾。

请画出病变示意图并加文字说明。提示：重点观察肾小球和肾小球囊的改变,其中以什么细胞增生为主,形成了什么结构？

病理学诊断：快速进行性肾小球肾炎(新月体形成)。

## (三) 泌尿系统切片

器官：肾。

病变要点(提示：观察肾小球、肾小管及肾间质的改变)。

病理学诊断：急性肾盂肾炎。

## (四) 泌尿系统切片

器官：肾。

病变要点(提示：肉眼观察切片,与前三张切片最重要的区别是什么？镜下观察特别注意与上述(三)泌尿系统切片的对比)。

病理学诊断：慢性肾盂肾炎。

【思考题】

1. 怎样从炎症的基本病变观点来分析上述切片所见？由于上述镜下变化可发生哪些眼观形态变化和临床表现？

2. 从病因、病变、症状及尿液变化等来比较慢性肾小球肾炎和慢性肾盂肾炎的不同(请自行列出比较表)。

(周　韧　陈季强　杨水友)

# 第六章 感觉器官
## (SENSE ORGANS)

了解感受器与感觉器官的关系,明确感受器的分类。

## 实验三十 视器的解剖与组织结构
### (ANATOMY AND HISTOLOGY OF VISUAL ORGAN)

**【实验目的和要求】**

1. 掌握眼球壁的层次及各层的形态特征,掌握晶状体和玻璃体的形态结构和位置,了解视器的分部及各部的功能。

2. 掌握眼睑、结膜、泪器的形态结构。

3. 熟悉眼的组织结构。

**【实验用品和标本】**

标本和组织切片。

**【实验内容和方法】**

### 一、眼球的解剖结构

**(一) 眼球壁**

掌握角膜、巩膜、虹膜、睫状体、脉络膜及视网膜视部的形态结构与功能。

**(二) 眼球的内容物**

1. 掌握晶状体和玻璃体的形态结构和位置。

2. 掌握房水的产生和循环途径。

### 二、眼球的辅助装置

**(一) 掌握眼睑、结膜、泪器的形态结构,并了解其临床意义**

**(二) 掌握运动眼球和眼睑的肌肉名称,了解其起止及作用**

**(三) 了解眶脂体、眼球筋膜及巩膜外腔**

**(四) 眼的血管**

1. 了解眼动脉的起始、走行和分布。

2. 掌握视网膜中央动脉的起始、走行、分支和分布。

3. 了解眼上静脉、眼下静脉的收集、注入及其临床意义。

## 三、眼的组织结构

眼包括眼球与其附属器官。眼球的视网膜具有感光性能,其余结构则行使保护、营养、屈光成像等功能。本节实验重点观察眼球壁的组织结构。

### (一) 切片观察

**1. 角膜(cornea)**

切 片 名:人眼球角膜切面,HE 染色。

目　　的:掌握角膜的结构特征。

低倍观察:分清角膜五层结构,由内向外依次为:

(1) 角膜上皮:较厚,由 4~5 层细胞组成的复层扁平上皮,基底膜平整,无黑素细胞。

(2) 前界层:为上皮下面淡红色均质的一层。

(3) 角膜固有层:胶原纤维规则排列成层,其间有成纤维细胞。固有层的结缔组织中,没有血管。

(4) 后界层:亦为淡粉红色均质的一层,但比前基膜薄。

(5) 角膜的内皮:由一层低立方(砖块状)细胞组成。

高倍观察:着重观察角膜固有层的结构并区分角膜上皮和内皮。

**2. 眼球后壁(the back wall of the eyeball)**

切 片 名:人眼球后壁切面,HE 染色。

目　　的:熟悉眼球后壁的结构特点。

低倍观察:全面观察切片,区分出外层红色致密结缔组织的巩膜,中间血管和色素丰富的脉络膜,以及内面有四层细胞的视网膜。

高倍观察:着重观察以下结构:

(1) 巩膜:由大量不同方向的胶原纤维束紧密排列而成。成纤维细胞核呈梭形或扁圆形。

(2) 脉络膜:有丰富的血管和成堆分布的棕褐色黑色素细胞,在靠近视网膜处,有许多管腔大小相近的毛细血管整齐排列成行。

(3) 视网膜:由外向内可分 10 层:

① 色素上皮层:为一层立方形的色素细胞,胞质内充满棕褐色的黑色素粒,核圆,但往往被色素颗粒所遮盖,细胞间的界线不清。

② 视杆视锥层:由淡红色细长的视杆细胞与较粗短的视锥细胞相间纵向排列而成。

③ 外界膜:为视杆细胞、视锥细胞基部,紧靠外核层的一条红色线状结构。

④ 外核层:由多层圆形紫蓝色的视锥、视杆细胞核堆积而成。

⑤ 外网层:为淡红色松网状结构,是视锥细胞、视杆细胞和双极细胞发生突触的部位。

⑥ 内核层:为紫色多层细胞核,包括双极细胞、水平细胞、无长突细胞和神经胶质细胞的核。

⑦ 内网层:结构同外网层,是双极细胞和节细胞发生突触的部位。

⑧ 节细胞层：由1~2层节细胞疏落排列而成。节细胞呈椭圆形,胞质着红紫色,核大而圆,染色质稀疏,核仁清楚,此层还可见少量的神经胶质细胞核和毛细血管。

⑨ 视神经纤维层：由淡红色纤细的神经纤维(即节细胞的轴突)组成。

⑩ 内界膜：内表面的一条淡红色线状边界,结构与外界膜相同。

## (二) 示教

1. 睫状体(ciliary body)

切片：人眼球切面,HE染色。

要求：了解睫状体的结构。

观察：切面上,睫状体呈三角形,其表面不规则的突起,即为睫状突。上皮为复层立方,其内层(即游离面)为无色素的细胞,外层为棕褐色的色素细胞。上皮下为血管层,疏松结缔组织中有丰富的血管。最外方为睫状肌,自外向内为纵行、放射状和环行排列的平滑肌纤维。

2. 视神经乳头(optic papilla)

切片：人眼球后壁切面,HE染色。

要求：了解视神经乳头的结构。

观察：视神经乳头处没有视网膜十层结构,仅见大量的神经纤维穿过其外方的巩膜,集合成一条很粗的视神经。

(凌树才　杨友金　陈季强)

## 实验三十一 位听器解剖与组织结构
### (ANATOMY AND HISTOLOGY OF VESTIBULOCOCHLEAR ORGAN)

【实验目的和要求】

　　1. 了解位听器的分部及各部的功能。

　　2. 掌握外耳道的弯曲、分部及了解新生儿外耳道的特点。

　　3. 掌握鼓室的位置、六个壁及其主要结构和临床意义。

　　4. 掌握骨迷路三个部分的各种形态。

　　5. 掌握膜迷路的分部及其与骨迷路的关系。

　　6. 熟悉内耳的组织结构。

【实验用品和标本】

　　标本和组织切片。

【实验内容和方法】

### 一、位听器的解剖结构

#### (一) 外耳的解剖结构

　　1. 了解外耳的组成。

　　2. 掌握外耳道的弯曲、分部及了解新生儿外耳道的特点。

　　3. 掌握鼓膜的位置、分部和形态。

#### (二) 中耳的解剖结构

　　1. 了解中耳的组成

　　2. 鼓室

　　(1) 掌握鼓室的位置、六个壁及其主要结构和临床意义。

　　(2) 了解听小骨的名称、位置、连结及运动。

　　3. 咽鼓管

　　掌握咽鼓管的位置、分部、作用及幼儿咽鼓管的特点。

　　4. 乳突小房

　　(1) 掌握乳突小房和鼓窦的位置。

　　(2) 了解乳突小房的三种类型。

#### (三) 内耳的解剖结构

　　1. 了解内耳的位置和分部。

　　2. 掌握骨迷路三个部分的各种形态。

　　3. 掌握膜迷路的分部及其与骨迷路的关系。

　　4. 了解椭圆囊、球囊、膜半规管和蜗管的各种形态及其功能。

5. 了解声波传导的途径。

6. 了解内耳道通过的内容。

**思考题**

1. 什么是感觉器,它有哪几种类型?

2. 眼球壁分几层,各层有哪些结构和功能?

3. 光线是怎样进入眼底产生视觉的?

4. 房水是怎样形成和循环的? 如果房水循环发生障碍会产生什么后果?

5. 检查视觉器官时,能看到哪些结构?

6. 正常眼睛当看到近物或远物时,为什么物像都能落在视网膜上?

7. 声波是通过哪些结构传至内耳的? 哪些结构受到损伤会影响听力? 内耳哪些结构与位置觉有关?

8. 试述中耳的六壁及其重要意义。小儿为什么易患中耳炎?

9. 泪液从何产生? 起什么作用? 泪囊、鼻泪管位于何处? 有何作用?

# 二、位听器的组织结构

耳包括外耳、中耳和内耳。外耳和中耳传导声波,内耳的壶腹嵴、球囊斑和椭圆囊斑是位觉感受器,耳蜗的螺旋器是听觉感受器。本节实验重点观察内耳螺旋器的组织结构。

## (一) 切片观察

螺旋器(spiral organ)

切 片 名:豚鼠内耳切面,HE 染色。

目 的:认识膜蜗管的形态和位置,螺旋板和螺旋器的结构。

肉眼观察:在切片标本上找到耳蜗,可见中央的蜗轴(染成红色)和蜗轴两侧骨管的圆形横切面,其中含有膜蜗管的切面。

低倍观察:

1. 蜗轴:由松质骨组成,内含蜗神经和螺旋神经节,节内有密集的神经元胞体,染色较深。

2. 耳蜗管的断面可分为三部分:上部为前庭阶,下部为鼓室阶,中部为膜蜗管。膜蜗管的切面呈三角形,其上壁为前庭膜;外侧壁为螺旋韧带与其表面的血管纹;下壁为骨性螺旋板的外侧部和基底部,螺旋器就位于基底膜上。

高倍观察:着重观察螺旋器及膜蜗管壁的结构。

1. 螺旋器:由膜蜗管下壁细胞特出而成,在内侧可见染成较深红色的内、外柱细胞。由它们围成的三角形小腔,即为内隧道。其内侧为一个由内指细胞所托的内毛细胞。其外侧有由三个外指细胞所托的外毛细胞。毛细胞核在指细胞核的上方,毛细胞的游离面上有纤细的听毛。膜蜗管的内角,有骨性螺旋板骨增厚的突出部分,称为前庭唇,即螺旋缘。它伸出一条淡红色的均质盖膜,覆盖于毛细胞上。切面上,盖膜呈一条淡红色的线状结构。

2. 血管纹:为覆盖于螺旋韧带内面的复层柱状上皮,细胞之间有丰富的毛细血管。

**（二）示教**

1. 位觉斑（macula utriculi and macula sacculi）

切片：豚鼠内耳切面，HE 染色。

要求：了解位觉斑的形态。

观察：上皮为复层，表层高柱状的细胞，其游离面上可见染色较深的耳石膜。下层为支持细胞。

2. 壶腹脊（crista ampullaris）

切片：豚鼠内耳切面，HE 染色。

要求：了解壶腹脊的形态结构。

观察：壶腹脊的外形似隆起的山丘，上皮为高柱状，其中的毛细胞与支持细胞不易分辨，上皮顶部覆盖着高耸似峰的胶质帽（常有脱落现象）。

{思考题} 壶腹嵴、前庭斑和螺旋器三者的组织结构有何异同点？

（凌树才　杨友金　陈季强）

# 实验三十二　皮肤组织结构
## (HISTOLOGY OF SKIN)

**【实验目的和要求】**

1. 掌握皮肤的组织结构。

2. 了解皮肤附属器官的光镜结构。

**【实验用品和标本】**

标本和组织切片。

**【实验内容和方法】**

皮肤由表皮和真皮构成,借皮下组织与深部组织相连,表皮为角化的复层扁平上皮,真皮为致密结缔组织。皮肤的附属器包括由表皮衍生而来的毛发、指甲、皮脂腺和汗腺。不同部位的皮肤其结构稍有差异。本次实验除掌握皮肤的组织结构特征外,还应熟悉各种附属器的形态结构。

## (一) 手指皮(skin of finger)

切　片　名:人手指皮,HE染色。

要　　　求:认识皮肤表皮和真皮的结构。

肉眼观察:染色深的一边是表皮,染色浅的一边是真皮和皮下组织。

低倍观察:

1. 表皮:表皮为角化复层扁平上皮,真皮为致密结缔组织。表皮和真皮交界处高低不平。表皮红紫色的为基底层和棘层,较厚,深紫色一层为颗粒层,最外淡红色的为角质层,透明层不太清楚。

2. 真皮:真皮厚,与表皮交界处红色突起为真皮乳头,即乳头晕。此层结缔组织较疏松,纤维较细,色浅,含有较丰富的血管,还可见小椭圆形的触觉小体。乳头层深部纤维粗而密即网状层,较厚,其内含有较多的血管、淋巴管和大小不等的神经纤维束及汗腺。

3. 皮下组织:网状层深部有较多脂肪细胞属真皮下组织,还可见环层小体。

高倍观察:

1. 表皮

(1) 基底层:位于基膜上,由一层矮柱状或立方形的基底细胞构成。胞质嗜碱性较强,染成红紫色,胞核呈椭圆或圆形。

(2) 棘层:在基底层上方,由数层胞体较大而呈多边形的细胞构成,胞质着色较浅。

(3) 颗粒层:位于棘层上方,由3~5层扁平的梭形细胞组成,胞质内含有很多深紫蓝色的透明质颗粒,胞核趋向退化,着色浅。

(4) 透明层:位于颗粒层上方,细胞无胞核,细胞间界限不清,呈红色均质带状结构。

(5) 角质层:较厚,细胞界线不连续,已无胞核,染成红色。此层中成串的腔隙,即为螺旋状行走的汗腺导管切面。

2. 真皮:由致密结缔组织构成,可分为乳头层和网状层。

(1) 乳头层:为凸向表皮底部的结缔组织,呈乳头状,乳头内富有毛细血管,并可见椭

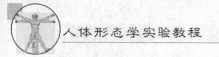

圆形的触觉小体,其中的触觉细胞呈扁平型,横向排列。

(2) 网状层:在乳头层下方,较厚,由致密结缔组织构成,其内含有较多的小血管、淋巴管和大小不等的神经纤维束,深层可见环层小体和汗腺。

## (二) 头皮(skin of head)

切　片　名:人头皮切面,HE 染色。

要　　　求:认识皮肤及附属器的形态结构。

肉眼观察:表皮较薄,染色较紫,表面可见毛干伸出,真皮染色较红,可见管状的毛囊。

低倍观察:

1. 表皮为角化的复层扁平上皮,角质层较薄,呈红色细丝状。

2. 真皮厚,为致密结缔组织,可分乳头层和网状层,乳头层不太明显。

3. 真皮内可见皮脂腺和汗腺,以及毛根和毛囊,后者贯穿真皮并伸入皮下组织(注意它们的位置关系)。

4. 皮下组织主要由疏松结缔组织和脂肪组织构成。

高倍观察:

1. 表皮的基底层、棘层和角质层明显,颗粒层较薄,但无透明层。

2. 毛囊:可见许多纵、斜切面,呈圆筒形结构。

(1) 上皮根鞘:毛囊内层,由复层扁平上皮组成,并和表皮相连。

(2) 结缔组织鞘:在上皮根鞘上方,由薄层结缔组织组成,着色较红。

## (三) 毛根

毛囊内棕黑色结构,毛姑且和毛囊末端一起膨大成毛球,毛球末端内有结缔组织伸入,为毛乳头。围绕毛乳头的上皮细胞为毛母基,内有黑素细胞。

## (四) 皮脂腺

皮脂腺是实心的腺体,周围细胞小,核圆,越向中心部细胞越大,呈多边形,胞质内脂滴渐多,胞质染色愈浅,呈泡沫状,核固缩。皮脂腺开口于毛囊,在毛囊与表皮相交的钝角侧的皮脂腺下方,有一束斜行的平滑肌连接于毛囊与真皮乳头层,是立毛肌。

## (五) 汗腺

汗腺多位于真皮深处或皮下组织,是成团小管切面,由单层柱状上皮组成的为分泌部,腺上皮的基部可见红色牙状的肌上皮细胞,导管部较细,由两层立方上皮围成,位于浅表或分泌部附近。

思考题

1. 光镜下手指皮与头皮的组织结构有何异同点?

2. 光镜下如何区别汗腺和皮脂腺?

(杨友金　陈季强)

# 第七章　神经系统
# （NERVOUS SYSTEM）

**【神经系统解剖学实验总目的和要求】**

　　1. 掌握神经系统在机体内的作用和地位。

　　2. 掌握神经系统的区分及各部的组成。

　　3. 神经系统的基本结构：

　　（1）掌握反射的概念和反射弧的组成；

　　（2）掌握白质、髓质、纤维束、灰质、皮质、神经核、神经和神经节概念；

　　（3）了解神经系统种系发生的概况（网状、节状、管状）。

## 实验三十三　周围神经解剖结构
### （ANATOMY OF PERIPHERAL NERVOUS SYSTEM）

**【实验目的和要求】**

　　1. 熟悉周围神经的构成和分布规律。

　　2. 掌握脊神经的主要分支的行程和分布，掌握脑神经名称、纤维成分、行程和分布。

**【实验用品和标本】**

　　尸体和标本。

**【实验内容和方法】**

## 一、脊　神　经

**（一）基本要求**

　　1. 掌握脊神经（spinal nerve）的构成和纤维成分，了解其走行和分布规律。

　　2. 了解脊神经后支的分布概况。

**（二）脊神经前支**

　　1. 掌握颈丛的组成、位置、分布概况和各主要皮支的浅出部分及分布概况。掌握膈神经的组成、行程和分布。了解舌下神经袢的位置、分布。

　　2. 掌握臂丛的组成及位置。掌握正中神经、尺神经、桡神经的发起、行程、主要分支的发起部位和分布情况。了解正中神经、尺神经、桡神经在不同部位损伤后的主要表现。掌握肌皮神经、腋神经、胸长神经、胸背神经的位置和分布，了解其他分支的分布概况。

　　3. 掌握胸神经前支在胸腹壁的走行、分布概况及其皮支的节段性分布。

　　4. 了解腰丛的组成及位置。掌握股神经的行程、位置、主要分支及分布情况。了解髂腹下神经、髂腹股沟神经、闭孔神经、生殖股神经、股外侧皮神经的位置及分布概况。

5. 掌握骶丛的组成及位置。

掌握坐骨神经的发起、行程,并了解其常见变异。掌握胫神经的行程、皮支分布及所支配的肌群;了解其损伤后的主要表现。掌握腓总神经的行程、位置;腓浅、腓深神经的皮支分布及所支配的肌群,了解不同部位损伤后的不同表现。了解阴部神经的行程、主要分支和分布区。了解臀上神经、臀下神经、股后皮神经的位置、分布。

【思考题】

1. 为什么说脊神经是混合性神经?试绘图表示典型脊神经的组成及分支;前支、后支损伤与前根、后根损伤各有什么不同?

2. 颈丛皮支和臂丛的阻滞麻醉应在何处进行?

3. 怎样寻找膈神经?膈神经损伤后,有何后果?

4. 上、下肢神经中哪些神经主干紧贴骨面?在哪些部位位置比较表浅?有哪些动脉伴行?肩关节脱位、肱骨外科颈骨折、肱骨体中段骨折、肱骨髁上骨折、腕部前部割伤,分别可能损伤什么神经,有什么症状表现?

5. 上肢与下肢主要神经(正中神经、桡神经、腋神经、坐骨神经、股神经)的发起、经过和支配如何?

6. 肋间神经封闭应在何处进行?胸膜腔内有积液时,应在何处穿刺抽液?脐部和腹沟部分布有哪几条神经?

7. 在体表怎样确定坐骨神经、胫神经和腓总神经的行径?腓骨小头下方骨折,可损伤什么神经,有什么症状表现?

# 二、脑 神 经

掌握脑神经(cerebral nerves)的名称、顺序、连接脑和进出颅的部位、性质和分布概念。

1. 了解嗅神经的功能、性质与分布区。

2. 掌握视神经的功能、性质和行程。视神经鞘的层次和临床意义。

3. 掌握动眼神经的纤维成分、行程、支配眼外肌的情况及副交感神经的分布与功能,了解睫状神经节的位置、概念;掌握动眼神经损伤后的主要表现。

4. 掌握滑车神经的分布。

5. 掌握三叉神经的纤维成分、半月神经的位置、三大主支在头面部的感觉分布区。

掌握眼神经的主要分支(额神经、鼻睫状神经、泪腺神经)及分布概况。

掌握上颌神经(延续为眶下神经)的主干行程及分布概况。

掌握下颌神经的主干行程、主要分支(耳颞神经、舌神经、下齿槽神经、颊神经)、感觉纤维的分布的表现;咀嚼肌的神经支配。

6. 掌握展神经的行程、分布。

7. 掌握面神经的纤维成分、行程、主要分支(鼓索、表情肌支)的分布概况,掌握其损伤后的表现。了解蝶腭神经节和下颌下神经节的概念。

8. 掌握位听神经(蜗神经、前庭神经)的行程和功能性质。

9. 掌握舌咽神经的成分,主要分支(舌支、颈内动脉窦支)的分布概况,了解耳神经节的概念。

10. 掌握迷走神经的纤维成分、主干行程及其各种纤维成分的分布概况。

掌握喉上神经的位置、分布。

掌握左、右喉返神经的行程与分布。

了解前、后干在腹腔的分支、分布概况。

11. 掌握副神经主干的行程及分布概况，了解其损伤后的表现。

12. 掌握舌下神经的分布概况并了解其损伤后的情况。

【思考题】

1. 脑神经和脊神经有何区别？

2. 三叉神经的分支和分布如何？在头面部，怎样确定三叉神经三个分支的分布范围？拔下颌及上颌磨牙应阻滞麻醉哪些神经？

3. 面神经的分支和分布如何？面神经自神经核至末梢的不同部位损害后有什么不同表现？动眼神经损伤后，可出现什么症状？

4. 迷走神经的分支和分布如何？喉返神经在何处离开迷走神经？怎样到达喉内？受损时出现什么症状？

5. 为什么舌下神经受损后伸舌时舌尖偏向同侧？

6. 副神经受损后可出现什么症状？

（凌树才 陈季强）

# 实验三十四 中枢神经解剖结构
## (ANATOMY OF CENTRAL NERVOUS SYSTEM)

**【实验目的和要求】**

1. 掌握脊髓和脑的位置及外形,在机体内的作用和地位。

2. 掌握脊髓和脑的内部结构。

3. 掌握白质、髓质、纤维束、灰质、皮质、神经核、神经和神经节的概念。

**【实验用品和标本】**

尸体和标本及模型。

**【实验内容和方法】**

# 一、脊 髓

**(一) 掌握脊髓(spinal cord)的位置和终端水平,掌握脊髓的外形**

**(二) 掌握脊髓节段的概念和节段性分布的概念。掌握皮肤节段性分布,了解脊髓节段与椎骨的对应关系**

**(三) 脊髓内部结构**

1. 掌握脊髓横切面上灰质的配布及各部的名称。

2. 掌握脊髓灰质的主要核团(前角运动细胞、胶状质、后角固有核、中间外侧核),了解背核、中间内侧核、骶中间外侧核及它们的功能意义。

3. 掌握脊髓主要上行纤维束(薄束、楔束、脊髓丘脑侧、前束)的位置和功能。了解脊髓小脑前、后束的功能。

4. 掌握脊髓主要下行纤维束(皮质脊髓侧、前束、红核脊髓束)的位置和功能,了解前庭脊髓束、网状脊髓束和内侧纵束、顶盖脊髓束的功能。

5. 了解脊髓固有束及其功能。

**(四) 了解脊髓的主要功能**

思考题

1. 脊髓位于何处? 马尾由哪些结构组成?

2. 脊髓的前角、后角、侧角各含有什么神经元,有什么功能? 什么叫传导束、固有束?

3. 脊髓各代表断面有何特征? 试绘图表示脊髓横断面的各结构。

4. 左侧下肢的本体感觉怎样传送到脑?

5. 左侧脊髓丘脑束是传导身体哪一侧和什么性质的感觉?

6. 皮质脊髓束起源于何处? 属于什么性质? 左侧皮质脊髓侧束受损后,有什么临床表现?

7. 病例分析

**病例一**：病员王××,男,5岁。在一次高烧后发现下肢不能活动。两个月后检查结果：① 头、颈、两上肢及右腿活动良好；② 左下肢肌肉瘫痪,关节不能运动;肌张力低下,肌肉萎缩；③ 左膝跳反射消失,病理反射阴性；④ 全身浅、深感觉完全正常。

试分析病变损坏了什么,在体部位如何,在哪一侧,症状发生的原因。

**病例二**：患者男性,46岁。半年前曾受外伤,现在检查情况：① 右腿瘫痪,肌张力增高,无肌萎缩；② 右膝跳反射亢进,右侧病理性跖反射阳性；③ 右腿本体感觉消失；④ 右半身自乳头以下精细触觉消失；⑤ 左半身自剑突以下痛、温觉消失；⑥ 其他未见异常。

试分析病变的部位,发生在哪一侧,损伤了哪些结构,并解释产生上述症状的原因。

**病例三**：患者男性,34岁。自述夜晚行走困难。检查结果：① 黑暗中行走,或闭目行走如踩棉花,在光亮处行走须看脚步；② 两下肢无肌萎缩,肌力正常；③ 两下肢本体感觉和精细触觉消失；④ 其他未见异常。

试分析病变的部位,损伤了哪些结构,并解释产生上述症状的原因。

# 二、脑

## (一) 脑干(brain stem)

掌握脑干的组成。

1. 脑干的外形：掌握脑干各部的主要外部结构,并了解其与内部结构的关系,掌握第四脑室的位置与连通；

2. 脑干的内部结构

(1) 掌握脑桥、中脑的分部。脑桥分基底和被盖。中脑分导水管灰质、顶盖和大脑脚(大脑脚又可分为被盖、黑质和脚底三部)。延髓除腹侧部以外,其余大部分与脑桥被盖部延续。

(2) 掌握第3~12对脑神经核的名称、性质和位置(表1)。

(3) 掌握各主要上行和下行传导束脑干各部的位置及交叉部位(锥体束、脊髓丘脑束、内侧丘系、外侧丘系)。

(4) 掌握薄束核、楔束核、下橄榄核、红核、黑质的位置及功能。

(5) 了解脑干网状组织的分布概念和功能。

(6) 了解脑干在下列各断面上的主要结构：延髓(锥体交叉、丘系交叉、橄榄中部)、脑桥(中部、下部)、中脑上丘。

(7) 结合解剖了解延髓、脑桥、中脑病变时的主要表现。

表1　第3到第12对神经的名称、性质和位置

| 序数 | 脑神经名称 | 脑神经核 | | |
|---|---|---|---|---|
| | | 名称 | 性质 | 位置 |
| 3 | 动眼神经 | 动眼神经核<br>动眼神经副交感核 | 运动<br>副交感 | 中脑(上丘平面)<br>中脑(下丘平面) |
| 4 | 滑车神经 | 滑车神经核 | 运动 | |
| 5 | 三叉神经 | 三叉神经感觉主核<br>和三叉神经脊束核<br>三叉神经运动核 | 感觉<br>运动 | 脑桥、延髓<br>脑桥 |
| 6 | 展神经 | 展神经 | 运动 | 脑桥(面神经丘) |
| 7 | 面神经 | 面神经核<br>孤束核<br>上涎核 | 运动<br>味觉<br>副交感觉 | 脑桥<br>延髓<br>脑桥 |
| 8 | 位听神经 | 蜗神经核<br>前庭神经核 | 听觉<br>位觉 | 脑桥、延髓 |
| 9 | 舌咽神经 | 疑核<br>孤束核<br>下涎核 | 运动<br>味觉及内脏感觉<br>副交感 | 延髓<br>延髓<br>延髓 |
| 10 | 迷走神经 | 迷走神经背核<br>疑核<br>孤束核 | 副交感<br>运动<br>内脏感觉 | 延髓(灰翼)<br>延髓<br>延髓 |
| 11 | 副神经 | 疑核<br>副神经核 | 运动<br>运动 | 延髓<br>颈髓第1~6节 |
| 12 | 舌下神经 | 舌下神经核 | 运动 | 延髓(舌下神经三角) |

## (二) 间脑 (diencephalon)

1. 掌握间脑的位置和分部。
2. 掌握第三脑室的位置、连通情况。
3. 掌握丘脑的位置和分部概要。
4. 了解丘脑前核、丘脑内侧核的联系和功能。
5. 掌握丘脑外侧核的分部及各部纤维联系的概要。
6. 掌握丘脑下部的组成结构,了解其功能。

思考题

1. 什么叫脑干,它可分几部?延髓、脑桥、中脑在外形上有哪些结构?脑神经连接在脑干的哪些部位?
2. 在标本或模型上指出间脑各部的结构。
3. 丘脑内部各核团是怎样划分的?丘脑下部分几个区,有哪些核团和功能?

4. 脑干内部的灰质是怎样分布的？第3到第12对脑神经各有哪些核团,位于何处？各神经核的功能如何？

5. 在脑干内可以看到哪些主要的神经束,并叙述它们在脑干中的位置及交叉的部位。

6. 脑干网状结构位于何处,它在中枢神经中起着什么作用？试说明之。

7. 试在脑干外形图上指出各形态结构。

8. 脑干各代表断面在外形和内部结构上有何异同？绘出以下脑干断面的简图:延髓橄榄中部、脑桥中部、中脑上丘。脑干腹侧部损伤和背侧部损伤的表现有何主要区别？

9. 病例分析

**病例一**：患者女性,54岁,自述"半身不遂"。

检查结果：① 右上、下肢瘫痪,无肌萎缩,肌张力增强,腱反射亢进；② 右侧腹壁反射消失,病理反射阳性；③ 伸舌时偏向左侧、舌肌无萎缩；④ 右半身除头面部外,各种感觉均消失；⑤ 其他无明显异常发现。

试分析患者病变的部位,并解释出现上述症状的原因。

**病例二**：患者男性,46岁,自述"半身不遂",看东西有两个像。

检查结果：① 右侧上、下肢瘫痪,肌张力增强,腱反射亢进,无肌肉萎缩；② 左侧腹壁反射和提睾反射消失,病理反射阳性；③ 右眼向内偏斜,不能外展,左眼运动正常；④ 伸舌时偏向左侧、舌肌无萎缩；⑤ 全身感觉正常,未见其他异常。

试分析患者病变的部位,损伤了哪些结构,并解释出现上述症状的原因。

**病例三**：患者男性,35岁,自述"半身不遂",看东西有两个像。

检查结果：① 右侧上、下肢瘫痪,肌张力增强,腱反射亢进,无肌肉萎缩；② 左侧腹壁反射和提睾反射消失,病理反射阳性；③ 左眼向下方斜视,眼睑下垂；④ 左眼瞳孔较右眼大；⑤ 发笑时口偏向左侧,面肌无萎缩；⑥ 伸舌时偏向右侧,舌肌无萎缩；⑦ 全身感觉及其他未见明显异常。

试分析患者病变的部位,损伤了什么结构,并解释出现上述症状的原因。

## (三) 小脑(cerebellum)

1. 掌握小脑的位置与分部(蚓部与两小脑半球)；小脑扁桃体的所在部位及临床意义。

2. 掌握小脑的分叶、小脑三对脚、小脑中央核的一般联系情况。

3. 了解小脑的功能。

[思考题]

1. 在标本或模型上,指出小脑的三个叶。小脑扁桃体在何处？有何临床意义？

2. 哪些神经纤维进入小脑,这些纤维从何而来,怎样进入小脑,止于小脑何部？

3. 有哪些神经纤维离开小脑,这些纤维是从何处发出的,通过小脑哪一对脚,止于何处？

4. 病例分析

患者男性,23岁,半年来疲乏无力,走路不稳,说话不流利。

检查结果:① 站立时身体左右摇晃不稳, 行走时步态蹒跚;② 说话有爆发性语言;③ 指鼻长试验阳性;④ 四肢肌张力明显降低,腱反射低下;⑤ 病理反射阴性,无其他异常。

试分析患者病变的部位,并解释出现上述症状的原因。

## (四) 大脑(cerebrum)

1. 外形:掌握大脑的主要沟裂、脑回等的表面结构及分叶情况。

2. 内部结构

(1) 掌握基底神经节的位置、组成;掌握新、旧纹状体的组成及其主要功能。

(2) 了解半球白质的总体情况;掌握胼胝体的位置与联系概况;重点掌握内囊的位置、分部及通过内囊各主要纤维束的局部位置关系与临床意义。

(3) 掌握侧脑室的位置、分部、侧脑室脉络丛。

(4) 了解侧脑皮质结构、联系和分区的基本概念。

3. 大脑皮质功能定位

(1) 了解皮质中枢的概念。

(2) 掌握运动、感觉中枢的位置、定位关系、主要功能及其实际意义。

(3) 掌握视觉、听觉中枢的位置与投射特点。

(4) 掌握运动性和感觉性语言中枢的部位及其功能,了解其实际意义。

(5) 了解平衡觉、嗅觉、味觉皮质中枢。视运动性、视感觉性语言中枢、内脏活动皮质中枢的部位和功能。

(6) 了解边缘系统的概念。

(凌树才　陈季强)

# 实验三十五　传导路解剖结构
## (ANATOMY OF NERVOUS PATHWAY)

**【实验目的和要求】**

1. 了解传导路的基本概念。

2. 熟悉重要的传导通路。

**【实验用品和标本】**

尸体和标本及模型。

**【实验内容和方法】**

# 一、感觉传导路

**（一）深部感觉传导路（deep sensory pathway）**

1. 掌握躯干、四肢深部感觉传导路的组成,各级神经元胞体及纤维束在中枢内的位置,丘系交叉的水平,皮质投射区。了解躯干、四肢反射性深感觉的传导途径。

2. 了解头面部深感觉传导的简略概念。

3. 了解损伤深部感觉传导路后的主要表现。

**（二）浅部感觉传导路（superficial sensory pathway）**

1. 掌握躯干、四肢痛温觉传导路的组成,各级神经元胞体所在部位,纤维走行和交叉的位置,皮质投射区。

2. 掌握躯干、四肢触觉传导路的组成与特点(两条途径——后索与脊髓丘脑前束),纤维走行和交叉的位置,皮质投射区。

3. 掌握头面部浅感觉传导路的组成,各级神经元胞体所在部位,纤维走行和交叉的情况,皮质投射区。

4. 了解不同部位损伤后浅感觉障碍的特点。

**（三）视觉传导路（visual pathway）**

1. 掌握视觉传导路的组成;纤维部分交叉(视交叉)的情况与在内囊的位置,皮质投射区。

2. 了解视野与视网膜间光线投射的相应关系以及视传导路不同部位损伤后的视野变化。

3. 掌握瞳孔对光反射径路,了解直接和间接对光反射的结构基础及反射径路在不同部位损伤后的表现。

**（四）听觉传导路（auditory conductive pathway）**

掌握听觉传导路的组成及其特点,纤维的行程和投射情况。

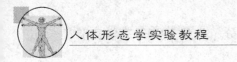

（五）平衡觉传导路（pathway of equilibrium sense）

了解平衡传导的通路和反射性调节的途径。

# 二、运动传导路

## （一）锥体系（pyramidal system）

1. 掌握骨骼肌随意运动上、下两级神经元管理的基本情况。

2. 掌握皮质脑干核束的发起及通过内囊的部位，掌握其对脑神经运动核控制的情况（双侧控制与对侧控制），掌握核上瘫与核下瘫不同表现的形态学基础及主要表现。

3. 掌握皮质脑干核束的发起及在内囊和脑干各段的位置，锥体交叉，皮质脊髓侧束与皮质脊髓前束的走行、终止情况；了解躯干肌双侧支配的概念。

4. 掌握锥体系上、下运动神经元损伤后的不同表现。

5. 了解锥体系不同部位损伤后运动障碍的特点。

## （二）锥体外系（extrapyramidal system）

1. 掌握锥体外系的组成、功能。

2. 了解纹状苍白球系、皮质-脑桥-小脑系的组成及损伤后的主要表现。

〖思考题〗

1. 大脑可分几叶，各叶上有哪些重要的沟回？

2. 大脑内部的灰质是怎样安排的？大脑的白质由哪些神经纤维组成？一侧内囊出血，临床上可出现什么症状？

3. 大脑皮质有哪些功能分区？

4. 浅部感觉、深部感觉、视觉、听觉的传导途径如何？

5. 锥体系、锥体外系是由哪些神经结构组成？锥体系受损伤，可出现什么症状？

6. 病例分析

**病例一**：患者女性，56岁，自述"半身不遂"。

检查结果：① 左上、下肢瘫痪，肌张力增强，腱反射亢进，未见明显的肌萎缩；② 左侧腹壁反射消失，病理反射阳性；③ 左半身（包括头面部）各种感觉消失；④ 双眼左半视野偏盲（即左眼颞侧半视野及右眼鼻半视野偏盲）；⑤ 发笑时，口角偏向右侧，伸舌时，舌尖偏向左侧，舌肌无萎缩；⑥ 无其他明显异常发现。

试分析患者病变的部位，损伤了什么结构，并解释出现上述症状的原因。

**病例二**：患者女性，21岁，数日前曾突然昏迷，意识不清。现在意识已经恢复，但不能说话。

检查结果：① 右上肢瘫痪，肌张力增强，腱反射亢进，无肌肉萎缩，病理性反射阳性；② 伸舌时偏向右侧，舌肌无萎缩；③ 发笑时口角偏向左侧；④ 患者可以听懂别人的话，还能识字，但不能说话和写字；⑤ 患者平时善用右手，其他大致正常。

试分析患者病变的部位，并解释出现上述症状的原因。

**病例三**：患者男性,58 岁。三年来手和头颈部有不自主的震颤,运动和说话均感困难,并逐渐加重。

检查结果：① 静止时,手和头颈有不自主的小幅度震颤,四肢张力增高；② 面部无表情；③ 运动和说话均迟缓而困难；④ 其他无明显异常。

试分析患者病变的部位、损害的结构,并解释出现上述症状的原因。

**病例四**：患者 20 天前发现进食时咀嚼无力,同时感到右侧面部发麻,行路不稳,常向右侧跌倒,有复视情况。

检查结果：右侧额纹消失,鼻唇沟变浅,不能闭眼,口角向左歪斜,右侧颞肌、咬肌无力,张口时下颌偏向右侧。右侧面部触觉迟钝、痛觉存在。右眼不能外展。站立或行走时,向右侧倾倒。左侧身体浅、深感觉均迟钝。右侧指鼻试验和跟膝胫试验均不准确。

试分析患者病变的部位、损害的结构,并解释出现上述症状的原因。

（凌树才　陈季强）

# 实验三十六　内脏神经解剖结构

## (ANATOMY OF SPLANCHNIC NERVES)

**【实验目的和要求】**

　　1. 了解内脏神经的分布、功能。

　　2. 掌握内脏运动神经(splanchnic motor nerve)的结构特点,并了解其功能概要。

　　3. 掌握交感神经低级中枢的部位。

**【实验用品和标本】**

　　尸体和标本及模型。

**【实验内容和方法】**

# 一、内脏运动神经

## (一) 交感神经(sympathetic nerve)

　　1. 掌握交感神经低级中枢的部位。

　　2. 掌握交感干的位置、组成,主要的椎前节(腹腔神经节,肠系膜上、下神经节)。了解灰交通支与交通支的概念。

　　3. 了解交感神经节前、节后纤维分布的一般规律。

　　(1) 颈部:了解颈上节的位置,节后纤维概念;了解颈中节及节后纤维的分布概况,了解颈下节的位置及星状神经节的组成和节后纤维分布概况。

　　(2) 胸部:掌握内脏大、小神经及其分布概况。

　　(3) 腰部:掌握节后纤维分布概况。

　　(4) 盆部:掌握节后纤维分布概况。

## (二) 副交感神经(parasympathetic nerve)

　　1. 掌握副交感神经低级中枢的部位:

　　(1) 颅部:掌握动眼神经内副交感节前纤维的起始, 交换神经的部位——睫状神经节和节后纤维的分布、功能。了解面神经、舌咽神经副交感节前纤维的起始及节后纤维概况;了解蝶腭神经节、下颌下神经节、耳神经节的概念;掌握迷走神经副交感节前纤维的起始与分布概况;

　　(2) 骶部:掌握盆内脏神经的分布概况。

　　2. 掌握交感神经与副交感神经双重分布概念及它们之间的主要区别。

# 二、内脏神经丛

　　了解各主要内脏神经丛(splanchnic nerve plexus)的部位和分布。

## 三、内脏感觉神经

了解内脏感觉神经(splanchnic sensory nerve)的形态结构特点和功能。

## 四、内脏活动调节高级中枢

了解有关内脏活动调节高级中枢的部位和功能。

## 五、眼和内脏的神经支配

了解眼、心脏、肺及支气管、胃肠道、膀胱和血管的神经支配概况,了解牵涉性痛的概念。

[思考题]

1. 植物性神经有什么功能,它与躯体运动神经在形态结构上有什么不同?

2. 交感神经的中枢在哪里?节前神经纤维在何处换神经元?节后神经纤维怎样到达皮肤的立毛肌、汗腺,怎样到达心、肺和腹腔内脏器?交感神经兴奋时,有何表现?

3. 副交感神经的中枢在哪里?迷走神经内的交感纤维在何处换神经元,它的节后纤维支配哪些器官?副交感神经兴奋时,出现什么征象?

4. 在形态结构上,如何区别交感神经和副交感神经?

(凌树才　陈季强)

## 实验三十七　脑和脊髓的被膜、血管和脑脊液循环
### (MENINGES AND BLOOD VESSEL OF BRAIN AND SPINAL CORD, AND CIRCULATION OF CEREBROSPINAL FLUID)

【实验目的和要求】

　　1. 掌握脑和脊髓的被膜、主要血管和脑脊液循环途径。

　　2. 掌握硬脊膜的附着、硬膜外腔的连通与内容物。

　　3. 掌握颈内动脉系统与椎动脉系统的概念。

【实验用品和标本】

　　尸体和标本。

【实验内容和方法】

## 一、脑和脊髓的被膜

　　1. 掌握硬脊膜的附着、硬膜外腔的连通与内容物，了解其与硬膜外麻醉的关系。

　　2. 掌握硬脑膜的组成特点、形成物及它们的功能，了解其临床意义，重要硬脑膜静脉窦的位置、连通。了解颅骨外静脉的连通及其临床意义。

　　3. 掌握蛛网膜下池(小脑延髓池、终池)的位置，并了解其实际意义。

## 二、脑和脊髓的血液供应

　　了解脑内血液循环的特点。

(一) 脑的动脉

　　1. 掌握颈内动脉系统与椎动脉系统的概念。掌握颈内动脉的行程及其主要分支(大脑前动脉,大脑中动脉,前、后交通支,豆纹动脉)的分布概况。

　　2. 掌握椎动脉、基底动脉的行程及了解其主要分支的分布概况。

　　3. 掌握脑底动脉环的组成、位置及功能意义。

(二) 脑的静脉

　　1. 了解脑静脉的结构特点。

　　2. 了解脑浅静脉系统的主要属支(大脑上静脉、大脑中静脉、大脑下静脉)的收集和回流概况。

　　3. 了解大脑大静脉的位置和回流。

　　4. 了解脊髓的血液供应来源(脊髓前、后动脉)和供血概况。

# 三、脑室系统、脑脊液及其循环途径

1. 掌握脑室系统的组成、位置与连通概况。

2. 掌握脑脊液的产生、回流情况,重点掌握脑脊液的循环途径。

3. 了解脑屏障的概念及其结构基础。

〔思考题〕

1. 脊髓被膜分几层?硬膜外麻醉时,麻药注入何处?

2. 脑脊液存在于哪些腔隙里面,它是怎样生成,怎样循环回流的?脑脊液有什么功能和临床意义,腰椎穿刺应在何处进针?皮肤到达蛛网膜下腔分别穿过哪些结构?

3. 脑、脊髓被膜有何异同?脑膜炎在哪些部位发病?

4. 颈内动脉是怎样进入颅腔到达脑底的?它在颅内有哪些分支,这些分支分布于何处?

5. 椎动脉是怎样进入颅腔的?主要分支有哪些?脑底动脉环由哪些动脉组成?纹状体、内囊、丘脑由哪些动脉供应?

6. 脊髓是由哪些动脉供血的?

7. 脑的静脉血液怎样回流入心脏?

8. 联系已学过的解剖知识,谈谈内囊出血是由于哪一动脉破裂?压迫什么部位?什么结构?可发生什么症状?

(凌树才　陈季强)

# 实验三十八　神经系统组织结构
## (HISTOLOGY OF NERVOUS SYSTEM)

【实验目的和要求】

1. 掌握大、小脑皮质的分层。

2. 了解神经节的组织结构。

【实验用品和标本】

组织切片。

【实验内容和方法】

大脑和小脑均可分皮质和髓质。神经元胞体位于皮质(灰质)内,神经纤维位于髓质(白质)内,此外,皮质和髓质还含有神经胶质细胞、血管等。周围神经系统的神经元胞体位于神经节内,围在神经元周围的一层神经胶质细胞,称为被囊细胞。

## 一、大脑皮质

切　片　名:人大脑,HE 染色。

目　　　的:认识大脑皮质(cerebral cortex)内神经细胞的层次构造及大脑髓质的结构特征。

肉眼观察:

1. 切片中央的裂缝是中央沟。

2. 表面染色深的是皮质(灰质),其深部染色浅的为髓质(白质)。

3. 皮质厚的一侧是中央前回,薄的一侧是中央后回。

低倍观察:

1. 区别皮质和髓质:皮质位于浅表,内有很多神经细胞体;髓质位于深部,由神经纤维组成,其间可见紫色的神经胶质细胞核。

2. 注意:皮质神经细胞的大小、形态均不同,且排列成疏密相间,可分 6 层。

高倍观察:

1. 分子层:染色浅,神经元少而小,排列稀疏。

2. 外颗粒层:神经元小而较密集,染色较深,由许多小锥体细胞和星形细胞组成。

3. 锥体细胞层:此层较厚,神经元胞体较大,呈锥体形,排列较稀疏。

4. 内颗粒层:中央后回明显,神经元小而密集,由许多星形细胞和少量小锥体细胞组成。

5. 节细胞层:本层细胞稀少,由中型、大型细胞组成,在中央前回可见巨大锥体细胞(Betz 细胞)。

6. 多形细胞层:主要由梭形细胞组成,神经元较小,形态多样。

## 二、脑　　膜

切　片　名:人脑膜(meninges),HE 染色。

目　　的：认识脑膜三层结构。

低倍观察：

1. 覆盖大脑最外面有一层较厚的红色结构为硬脑膜。

2. 紧贴脑组织表面有一薄层结缔组织是软脑膜。

3. 硬脑膜内面是薄层蛛网膜，有小梁与软脑膜相连，其间腔隙为蛛网膜下腔。

高倍观察：

1. 硬脑膜为致密结缔组织。

2. 软脑膜为疏松结缔组织。

3. 蛛网膜由疏松结缔组织构成，呈网状。

## 三、脊神经节

切　片　名：猫脊神经节(spinal ganglia)，HE 染色。

要　　求：认识脊神经节的形态结构。

低倍观察：外包结缔组织被膜，神经节内有许多大小不同的神经元，其周围包有一层被囊细胞、神经纤维束把神经元分隔成大小不等群落。神经纤维大部分是有髓纤维。

高倍观察：神经元胞体大小不等，胞体近圆形，突起较难见到，核圆，染色浅，核膜清楚，核仁明显。被囊细胞扁而小，核椭圆或圆形。胞质中可见紫蓝色颗粒状的尼氏体。

## 四、交感神经节

切　片　名：猫交感神经节(autonomic ganglia)，HE 染色。

要　　求：了解交感神经节的形态结构。

低倍观察：外包有结缔组织被膜，被膜内是大小相似、分布均匀的神经元，其周围亦有一层被囊细胞。神经元之间多为无髓神经纤维。

高倍观察：神经元较小，呈椭圆形或多边形，突起很难看到，被囊细胞较少。

(杨友金　陈季强)

# 第八章　内分泌系统
# （ENDOCRINE SYSTEM）

## 实验三十九　内分泌系统解剖与组织结构
### （ANATOMY AND HISTOLOGY OF ENDOCRINE SYSTEM）

【实验目的和要求】

　　1. 掌握甲状腺、甲状旁腺、胸腺、肾上腺、松果体、性腺的形态、位置及其功能。

　　2. 掌握甲状腺、肾上腺、脑垂体的组织结构，了解甲状旁腺的组织结构。

【实验用品和标本】

　　尸体和标本,组织切片。

【实验内容和方法】

## 一、内分泌系统的解剖结构

　　1. 了解内分泌腺的定义、结构特点、分类及其功能。

　　2. 掌握甲状腺、甲状旁腺、胸腺、肾上腺、松果体的形态、位置及其功能。

　　3. 了解性腺与胰岛的所在部位及功能。

　思考题

　　1. 试述甲状腺的位置、外形,并说明为什么吞咽时能随喉上、下移动?

　　2. 肾上腺、脑垂体、胸腺、甲状旁腺的外形如何? 各位于何处?

　　3. 胰岛、性腺位于何处?

## 二、内分泌系统的组织结构

（一）切片观察

　　1. 甲状腺（thyroid）

　　切　片　名：人甲状腺切面,HE 染色。

　　目　　　的：掌握甲状腺的组织结构。

　　低倍观察：甲状腺周围有薄而疏松的结缔组织被膜。实质内有许多大小不一的甲状腺滤泡。腔内充满红色均质的胶质。滤泡间有成团堆积的细胞,其中大多为边切的滤泡。

　　高倍观察：滤泡壁由单层上皮细胞组成,上皮细胞形状既有扁平的,也有立方形或柱状的(为什么?)。在滤泡上皮细胞之间或滤泡之间的结缔组织中有滤泡旁细胞,其胞体比滤泡上皮细胞稍大,胞质色浅。滤泡间的结缔组织中有丰富的毛细血管。

　　2. 肾上腺（adrenal gland）

　　切　片　名：人肾上腺切面,HE 染色。

目　　的：掌握肾上腺的组织结构特点，区分肾上腺皮质的三个带及髓质的嗜铬细胞和中央静脉。

肉眼观察：三角形的切面上，外周是浅红色的被膜，其下方为较厚的紫红色皮质，轴心呈淡红色或红紫色的区域是髓质。

低倍观察：

(1) 被膜：疏松结缔组织，内有丰富的血管。

(2) 皮质：较厚，包裹髓质，自浅至深依次为：① 球状带，此层最薄，细胞较小聚集成团块状、球状，着色较深呈红紫色；② 束状带，此层最厚，细胞聚集成索条状，染色浅；③ 网状带，此层细胞聚集成细胞束，再交织成网，着色较红。

(3) 髓质：位于中央，较薄，着色浅，其轴心部分可见管腔大、管壁厚薄不匀的中央静脉及其属支的切面，中央静脉周围可见分布不匀的浅紫色嗜铬细胞。

高倍观察：着重观察下列内容：

(1) 球状带：细胞较小，呈矮柱状或多边形，核圆，胞质着浅红紫色，细胞团之间有窦状毛细血管。

(2) 束状带：细胞较大，呈多边形，核大而色浅，胞质中有大量空泡，因而着色浅，呈泡沫状(为什么?)。细胞索之间有少量结缔组织和大量血窦。

(3) 网状带：细胞小，核圆而着色深。胞质着较深红色，含有少量脂滴和较多脂褐素颗粒。网状带与其深面的髓质交界处参差不齐。

(4) 髓质：嗜铬细胞呈多边形，着浅紫色，核圆或不规则，切片中常因细胞崩解而使之界线不清。细胞排列成索、交织成网，网孔间为丰富的窦样毛细血管。髓质中常见到一些小静脉切面，其管壁的纵行平滑肌束厚薄不匀，其中最大的一条是中央静脉，其余是它的属支。嗜铬细胞之间，偶可见到单个存在的交感神经节细胞，细胞体积大，胞质着深红紫色，核大，染色质稀疏，核仁明显。

3. 脑垂体(hypophysis, pituitary gland)

切　片　名：人脑垂体切面，HE 染色。

目　　的：认识远侧部、中间部、神经部的结构。掌握远侧部的详细结构。区分嫌色细胞、嗜酸性细胞和嗜碱性细胞；认识神经部赫令氏体和垂体细胞。

肉眼观察：切面中大部分红紫色的是远侧部，小部分浅红色的部分是神经部。

低倍观察：分清远侧部、中间部及神经垂体。

(1) 被膜：致密结缔组织。

(2) 远侧部：细胞成团排列，其间有丰富的窦样毛细血管。

(3) 神经部：较小，染色浅，细胞少。

(4) 中间部：位于远侧部和神经部之间，有大小不等的滤泡结构。

高倍观察：重点观察下列内容：

(1) 远侧部：

① 嗜酸性细胞：数量较多，多分布在中间大部。胞体较小，圆形或卵圆形，界线清楚，核圆，胞质着红色。

② 嗜碱性细胞：数量少，多分布在边缘部分。胞体大，圆形或卵圆形，界线清楚，胞质紫色。

③ 嫌色细胞：数量最多，细胞小，胞质着色浅，界线不清，常常只见成堆聚集的圆形细

胞核。

(2) 中间部：细胞呈立方形或多边形，胞质着紫色。细胞可围成大小不一的滤泡，或聚集成团。滤泡腔内常有淡红色的胶质。

(3) 神经部：着色浅，可见呈细网状结构的无髓神经纤维和神经胶质细胞核，其中含有棕色色素的为垂体细胞。此外尚有大小不一、呈淡红紫色均质状的小体，称为赫令体。

## (二) 示教

1. 甲状腺滤泡旁细胞(parafollicular cell)

切　片　名：狗甲状腺切面，AgNO₃染色。

要　　　求：熟悉滤泡旁细胞的分布和形态特征。

观　　　察：滤泡旁细胞比滤泡细胞大，胞质着色浅，常分布在滤泡上皮细胞之间的基部和滤泡之间，其游离面不到达滤泡腔，胞质内充满了棕褐色的嗜银颗粒。

2. 甲状旁腺(parathyroid gland)

切　片　名：儿童甲状腺和甲状旁腺切面，HE染色。

要　　　求：了解甲状旁腺的形态结构和存在部位。

观　　　察：甲状旁腺位于甲状腺内，其周围有极端的结缔组织被膜与甲状腺滤泡隔开。其实质部分为密集的细胞团索，称为主细胞，细胞之间界线不清，细胞团、索之间有毛细血管。本片未见大而红色的嗜酸性细胞。

思考题

1. 内分泌腺体有哪些一般特点？

2. 甲状腺滤泡腔中的红色胶状物是怎样形成的？

3. 脑垂体切片中如何区别远侧部、中间部和神经部？

（凌树才　杨友金　陈季强）

# 实验四十　内分泌系统病理
## (PATHOLOGY OF ENDOCRINE SYSTEM)

【实验目的和要求】

　　1. 了解弥漫性毒性甲状腺肿与弥漫性非毒性甲状腺肿的病变；

　　2. 甲状腺腺瘤与甲状腺癌的主要类型及区别。

【实验用品和标本】

　　病理标本和切片。

【实验内容和方法】

## 一、眼 观 标 本

### (一) 内分泌系统标本

　　器官：甲状腺。

　　病变描写(提示：甲状腺大小、质地，特别注意切面上胶质含量的多少)。

　　甲状腺标本呈分叶状，质地较实。切面颜色灰红，如牛肉状，切面未见胶质，表面及切面无明显结节。

　　病理学诊断：弥漫性毒性甲状腺肿。

### (二) 内分泌系统标本

　　器官：甲状腺。

　　病变描写(提示：注意体积改变和胶质含量的多少)：甲状腺体积增大，质地软，表面光滑，切面可见多量胶质，故称为胶样甲状腺肿。

　　病理学诊断：弥漫性非毒性甲状腺肿(胶样甲状腺肿)。

### (三) 内分泌系统标本

　　器官：甲状腺。

　　自行描写病变(提示：注意肿瘤大小及其与周围组织之间的关系)。

　　病理学诊断：甲状腺腺瘤。

## 二、镜 检 切 片

### (一) 内分泌系统切片

　　器官：甲状腺。

　　病变要点(提示：注意观察甲状腺滤泡上皮的细胞形态，有无增生性改变，滤泡内胶质含量多少)。

病理学诊断：弥漫性毒性甲状腺肿。

## (二) 内分泌系统切片(示教)

器官：甲状腺。

病变要点：注意滤泡的大小、上皮的形态及滤泡腔内胶质的含量。

病理学诊断：弥漫性非毒性甲状腺肿。

[思考题] 试比较弥漫性毒性和非毒性甲状腺肿的病变特点。

(周 韧 陈季强 杨水友)

# 第九章　生殖系统
# (REPRODUCTIVE SYSTEM)

## 实验四十一　男性生殖器解剖与组织结构
### (ANATOMY AND HISTOLOGY OF MALE GENITAL ORGAN)

【实验目的和要求】
1. 掌握男性生殖器的分部、各部所包括的器官及功能。
2. 掌握睾丸、输精管、前列腺、阴茎等的形态和位置。
3. 掌握睾丸、输精管、前列腺、阴茎等的组织结构。

【实验用品和标本】
尸体、标本和切片。

【实验内容和方法】

## 一、男性生殖器解剖结构

### (一) 睾丸(testis)与附睾(epididymis)

1. 掌握睾丸的形态和位置。
2. 了解睾丸和附睾的结构及其功能。

### (二) 输精管(ductus defernes)和射精管(ejaculatory duct)

掌握输精管的结构特点和行程、射精管的合成和开口。

### (三) 精囊腺(seminal vesicle)

了解精囊腺的形态、位置及功能。

### (四) 前列腺(prostate gland)

掌握前列腺的形态、分叶、位置及主要毗邻。了解其被膜及年龄变化。

### (五) 尿道球腺(bulbourethral gland)

了解尿道球腺的位置及腺管的开口。

### (六) 阴囊(scrotum)

了解阴囊的形态、构造及功能。

### （七）精索（spermin）

掌握精索的组成及位置。

### （八）阴茎（penis）

1. 掌握阴茎的分部及构成。
2. 了解海绵体的构造和阴茎皮肤的特点及临床意义。

### （九）男性尿道（male urethra）

掌握男性尿道的分部，各部形态、结构特点，三个狭窄、三个扩大和两个弯曲的临床意义。

【思考题】

1. 精子是怎样产生的，通过哪些管道排出体外？沿途有哪些腺体分泌物加入？
2. 体检时，怎样辨别睾丸、附睾和输精管？
3. 精索由哪些结构组成？精索位于何处？其被膜与腹壁的哪些层次相对应？在输精管结扎术时怎样寻找输精管？
4. 前列腺位于何处？体检时从何处触摸前列腺？其正常形状、大小和硬度如何？
5. 阴茎由哪些结构组成？什么叫阴茎包皮？
6. 男性尿道分几部？有几个弯曲和狭窄？男女性尿道在形态结构上有何异同？

## 二、男性生殖器组织结构

### （一）观察切片

男性生殖系统包括睾丸、排精管道、附属腺和外生殖器。睾丸是产生精子和分泌激素的器官。排精管道具有促进精子成熟，贮存、营养和运输精子的作用。

1. 睾丸与附睾（testis and epididymis）

切 片 名：人睾丸与附睾切面，HE 染色。

目　　　的：掌握睾丸与附睾的微细结构及精子发生过程中的形态变化。

肉眼观察：包绕在表面的薄层红色结构为鞘膜脏层与白膜，其深面呈红紫色的即为睾丸实质。在切片的一侧，白膜外的一块红紫色结构即为附睾。

低倍观察：

（1）鞘膜脏层与白膜：睾丸表面的浆膜与其下方的致密结缔组织为白膜。白膜在睾丸后缘增厚为睾丸纵隔，内有不规则的腔隙即睾丸网。

（2）曲精小管：睾丸内侧的许多上皮性管道，即生精小管的切面，呈圆形或卵圆形。管壁较厚，由生精上皮、基膜以及肌样细胞所构成。

（3）直精小管：在接近睾丸纵隔处管径很小者为直精小管，管壁由单层立方或柱状上皮构成。

（4）睾丸间质：为生精小管之间的疏松结缔组织，内含有胞体较大、常成群分布的间质细胞。

高倍观察：

(1) 曲精小管：有各种切面,选择一个结构清楚的横切面进行观察。管壁的基膜明显,其外方紧贴基膜的一层细胞为类肌细胞,细胞呈纤细的梭形。由基膜向腔面,可见各级生精细胞和支持细胞,注意它们的形态和排列层次。

1) 生精细胞：从皮上基部至腔面,生精细胞按发育程序依次排列。

① 精原细胞：紧贴基膜内侧的一层细胞,细胞中等大小,纺锤形或椭圆形,核圆,染色质细密,常见较明显的核仁。

② 初级精母细胞：在精原细胞内侧有 2~3 层细胞,胞体最大,圆形,核大而圆,染色质呈丝状,可见到成熟分裂相。

③ 次级精母细胞：在初级精母细胞内侧,形态与前者类似,但胞体较小,胞质染色深。在切片上较难找到(为什么?)。

④ 精子细胞：近管腔面,数量多,常成群分布,细胞小,呈圆形或椭圆形,核小而深染,胞质嗜酸性,着色较深。

⑤ 精子：离腔面最近,头部小,呈梨形,胞核染色深,由于尾部常被切断,故不易看到。

2) 支持细胞：散布于各级生精细胞间,胞体高度即为管壁上皮厚度,核呈三角形,染色质较稀疏,核仁较明显,胞质着色浅,该细胞轮廓不清晰(为什么?)。

(2) 间质细胞：成群分布在间质中,细胞较大,圆形或多边形,胞质着色较红,核圆,偏位。

(3) 睾丸网：在睾丸纵隔内,为衬以单层扁平或低立方上皮的裂隙状管道。

(4) 附睾管：管腔平整规则,由假复层纤毛柱状上皮组成。柱状细胞的游离面有一排长而整齐的静纤毛。基底细胞呈锥体形,核圆,位于柱状细胞核的下方。上皮基膜的外面有一层环行平滑肌包绕。附睾管腔常有许多精子。

(5) 输出小管：管腔呈波纹状曲折,上皮由柱状纤毛细胞和立方形无纤毛细胞相间排列而成。上皮基膜外亦有环行平滑肌包绕。

在附睾管与输出小管之间常可见到管腔大而规则、上皮低的过渡性小管的切面。

2. 前列腺(prostate gland)

切　片　名：人前列腺切面,HE 染色。

目　　　的：掌握前列腺的结构特点。

低倍观察：前列腺外覆结缔组织被膜,伸入实质组成支架,其中有较多散在的平滑肌纤维。实质中有许多大小不一的腺泡,腺腔多褶皱,形态不规则,腔内有淡红色的分泌物,或凝聚成红色的圆形或椭圆形的前列腺小体。

高倍观察：着重观察下列结构：

(1) 被膜：伸入实质组成支架,内含较多平滑肌。

(2) 腺泡：由单层扁平、单层立方、单层柱状或假复层柱状上皮围成,常有皱襞突入腔内,故腺腔面很不规则。腔内有圆形或椭圆形的嗜酸性板层小体(即前列腺小体),也可钙化为前列腺结石。

(3) 导管：由单层柱状上皮围成,与腺泡不易区别。

(4) 间质：可见平滑肌纤维,注意与结缔组织相区别。

3. 精索(spermatic cord)

切　片　名：人精索横切,HE 染色。

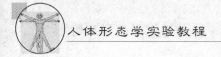

目　　的：了解输精管的组织结构特征。

肉眼观察：切面中红色圆形结构为输精管。

低倍观察：输精管管壁很厚，由内向外依次为黏膜、肌层和外膜。黏膜有褶皱，肌层最厚，由内纵、中环、外纵三层平滑肌组成，外膜为薄层疏松结缔组织。输精管周围的结缔组织中有很丰富的血管，即为输精管动脉和蔓状静脉。此外，尚可见到提睾肌和神经纤维的切面。

高倍观察：输精管上皮为假复层纤毛柱状上皮，管腔内有许多精子。

## （二）示教

输精管（vas defernes）

要求：认识输精管的组织结构。

观察：输精管管壁较厚，由黏膜、肌层和外膜组成。黏膜有褶皱，上皮为假复层纤毛柱状，肌层由内纵、中环、外纵三层平滑肌组成。外膜为薄层疏松结缔组织。

## （三）电镜图像

1. 支持细胞（supporting cell, sertoli cell）

要求：熟悉支持细胞的超微结构特征。

观察：可见相邻支持细胞之间紧密连接，胞质内滑面内质网、溶酶体、微丝与微管都较多，线粒体多而细长，高尔基复合体明显。

2. 附睾管示静纤毛（stereocilia）

要求：了解附睾管上皮的超微结构。

观察：主细胞呈高柱状，腔面有细长而整齐的静纤毛。

3. 精原细胞（spermatogonium）

要求：了解精原细胞的超微结构。

观察：精原细胞的核为卵圆形，核染色质颗粒细而分散，核仁靠近核膜；胞质较少，着色深，含少量线粒体，并有一些游离核糖体和不发达的高尔基复合体。

4. 初级精母细胞（primary spermatocyte）

要求：了解初级精母细胞的超微结构。

观察：胞体大，核大而圆，有的可见分裂相，胞体内含少量线粒体和一些游离核糖体。

5. 次级精母细胞（secondary spermatocyte）

要求：了解次级精母细胞的超微结构。

观察：胞体较初级精母细胞小，核较小。

思考题

1. 光镜下如何区分生精小管管壁上的各级生精细胞？

2. 睾丸支持细胞和间质细胞各有哪些结构特点？

（凌树才　杨友金　陈季强）

# 实验四十二　女性生殖器解剖与组织结构

## (ANATOMY AND HISTOLOGY OF FEMALE GENITAL ORGAN)

**【实验目的和要求】**

1. 掌握女性生殖器的分部,各部所包括的器官及其功能。
2. 掌握卵巢、输卵管、子宫、阴道、乳房等的形态和位置。
3. 掌握卵巢、输卵管、子宫、阴道、乳房等的组织结构。

**【实验用品和标本】**

尸体、标本和切片。

**【实验内容和方法】**

## 一、女性生殖系统解剖结构

### (一) 卵巢 (ovary)

1. 掌握卵巢的形态、位置及固定装置。
2. 了解卵巢的构造及年龄变化。

### (二) 输卵管 (oviduct)

掌握输卵管的位置、分部及各部的形态结构。

### (三) 子宫 (uterus, womb)

1. 掌握子宫的形态、分部、位置和固定装置。
2. 了解子宫的构造和子宫的年龄变化。

### (四) 阴道 (vagina)

掌握阴道的形态和位置。

### (五) 外生殖器 (exteral genital organs)

了解外生殖器的形态结构。掌握前庭大腺、尿道和阴道开口的位置。

### (六) 乳房 (breast)

1. 了解乳房的形态和位置。
2. 掌握乳房的构造及其临床意义。

【思考题】

1. 卵巢位于何处?它是如何固定的?
2. 女性生殖系统由哪些器官组成?卵子怎样到达子宫腔?
3. 子宫的外形、内腔有何特点?正常子宫姿势是怎样的?子宫颈与阴道的位置关系如

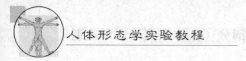

何？与腹膜关系怎样，有何临床意义？

4. 有哪些结构保持子宫正常位置？

5. 给男性和女性导尿时，应注意哪些问题？

6. 乳房的形态和位置是怎样的？在构造上有何特点？乳房切开时切口应注意哪些？

7. 阴道的位置、邻接及开口如何？子宫外孕时可在何处穿刺以明诊断？

8. 什么叫腹膜腔？你能举例说明腹腔内哪些器官属于腹膜内位器官、间位器官和外位器官吗？什么叫系膜、网膜和韧带？当女性腹膜腔出血或炎症时，其血液或渗出物应在何处穿刺抽取？为什么？

9. 肝、胃、脾的韧带有哪些？网膜囊的境界如何？有何临床意义？

## 二、女性生殖器组织结构

女性生殖系统包括卵巢、输卵管、子宫、阴道和外生殖器。卵巢产生卵子，分泌雌激素、孕激素等，输卵管是受精和运送精卵的管道，子宫是孕育胎儿的器官。乳腺分泌乳汁哺育婴儿，也列入本系统。

### (一) 观察切片

1. 卵巢(ovary)

切 片 名：猫卵巢切面，HE 染色。

目　　的：掌握卵巢的结构特点、卵泡生长过程中的形态变化及排卵后的改变。

肉眼观察：表面光滑，周边部为皮质，可见许多大小不等的圆形空泡，即卵泡；中央结构疏松部分为髓质。

低倍观察：卵巢表面覆有单层扁平或立方上皮。上皮下由致密结缔组织构成白膜。实质部分，其外周是较厚的皮质，其中有许多大小不一的卵泡，皮质的中央是狭小的髓质，由疏松结缔组织组成，其中有丰富的血管和淋巴管。

高倍观察：着重观察下列内容：

(1) 表面上皮：单层立方上皮。

(2) 原始卵泡：数量最多，体积最小，分布在皮质的浅层，其中央是一个较大的圆形初级卵母细胞，核圆，染色质稀疏，核仁较明显。初级卵母细胞的周围，紧贴着一层扁平的卵泡细胞。

(3) 初级卵泡：卵泡开始生长，中央的初级卵母细胞逐渐增大，卵泡细胞变成单层立方，或单层柱状，或分裂成数层。初级卵母细胞与卵泡细胞之间，出现了淡红色均质的透明带。卵泡表面的基膜明显。

(4) 次级卵泡：又称囊状卵泡，卵泡继续增大，卵泡细胞层次亦随着增多，并出现了许多小的腔隙，尔后由这些小腔隙合成一个大的卵泡腔。腔内有红色的卵泡液，卵泡细胞形成数层，整齐地贴在卵泡腔的内面，称为颗粒层。局部呈丘状向腔内隆起称为卵丘。初级卵母细胞就位于卵丘内。紧贴透明带的卵泡细胞为柱状，呈放射状排列，称为放射冠。卵泡膜的内层细胞变成多边形，核卵圆形，细胞间有丰富的毛细血管；外层结缔组织较多。

(5) 成熟卵泡：结构同较大的囊状卵泡，体积更大，常凸出于卵巢表面，本切片中不易见到。

(6) 闭锁卵泡：是多级卵泡的退行性变化，表现为：① 卵泡壁塌陷，初级卵母细胞结构不清，细胞核固缩或崩解消失。② 透明带肿胀、断裂、皱缩成不规则的红色团块。③ 卵泡细胞退化。④ 次级卵泡退化时，其卵泡膜细胞可肥大，形成间质隙。

(7) 黄体：为多边形细胞成团排列的结构。位于皮质的深层，须在低倍镜下才能看清其全貌。在高倍镜下观察，黄体细胞呈多边形，核圆。黄体中毛细血管较丰富。

(8) 间质腺：由多边形的细胞构成或集结成团，或成群聚集成类似黄体的结构，为上述次级卵泡闭锁后卵泡膜内层细胞肥大而成。

(9) 卵巢基质：为结缔组织，有大量梭形的细胞。切片中卵巢一侧的边缘部分，有成束的平滑肌纤维和丰富的血管，即为卵巢的门部，其与骨髓相通连。

2. 输卵管(oviduct)

切 片 名：人输卵管壶腹部及伞部横切面，HE 染色。

目 的：掌握输卵管的一般结构及其壶腹部的结构特点。

肉眼观察：切片中一团圆形结构为壶腹部，一条不规则的结构为伞部。

低倍观察：管壁分三层。

(1) 黏膜：有丰富的高而有复杂分支的皱襞突入管腔，使腔面呈不规则的裂隙状。

(2) 肌层：内环外纵的两层平滑肌。

(3) 外膜：浆膜，较厚，有丰富的血管。因外纵肌排列松散，故与外膜界线不清。

高倍观察：黏膜上皮为较高的单层柱状上皮，由两种细胞组成，其中的纤毛细胞胞体较宽，胞质着色浅，核圆形，其游离面有纤毛。分泌细胞较细长，胞质着色深，核长圆形，细胞游离面无纤毛。

3. 子宫壁(内膜增生期)(uterus)

切 片 名：人子宫切面，HE 染色。

目 的：掌握子宫壁的一般结构和增生期子宫内膜的结构特点。

肉眼观察：切片的紫色端为较薄的子宫内膜，红色较厚部分为肌层。

低倍观察：由内向外子宫壁可分三层：

(1) 内膜：由上皮和固有层构成，固有层内有子宫腺和血管。

(2) 肌层：很厚，由平滑肌束交错排列，故层次不甚分明，其中有许多小动、静脉的部位，即是血管肌层。

(3) 外膜：为间皮和结缔组织构成的浆膜。

高倍观察：重点观察子宫内膜。

(1) 上皮：为单层柱状上皮，有少数细胞和纤毛。

(2) 固有层：可分为两层：功能层为内膜的浅层，较厚，由结缔组织组成，内含大量基质细胞。子宫腺上皮为单层柱状，腺细胞着色深，腺腔窄呈管状。可见三五成群的小动脉横切面，即为螺旋动脉，可伸达内膜的中层。基底层：为内膜深层，较薄，基质细胞密集，无螺旋动脉，其中的子宫腺无周期性变化。

4. 分泌期子宫内膜(endometrium of secretory phase)

切 片 名：人分泌期子宫内膜切面，HE 染色。

目 的：掌握分泌期子宫内膜的结构特点。

低倍观察：本片是诊断性刮宫刮下来的内膜功能层，故组织零碎且方向零乱，混有较多血液，须找一结构较为完整的部分观察。其基本结构与增生期子宫内膜相似，所不同的有：

(1) 内膜功能层较厚。

(2) 子宫腺粗而弯曲，腺腔大，腔内可有淡红色的分泌物。

(3) 固有膜基层细胞排列疏松。

高倍观察：固有膜基质细胞增大，细胞间隙亦加大，并可见淡红色均质的血浆渗出物（即水肿），白细胞浸润。螺旋动脉切面多，且一直分布到内膜浅层。

5. 子宫颈(cervix)

切 片 名：人子宫颈纵切面，HE 染色。

目　　　的：掌握子宫颈的结构特征。

低倍观察：本片是子宫颈管一侧的切面，须从上皮开始，依次向深面逐层观察。

(1) 上皮：子宫颈管的上皮是单层柱状上皮，在宫颈外口处变为复层扁平上皮，两种上皮的交界处常有许多淋巴细胞浸润。此处是宫颈癌的好发部位。子宫颈管面的黏膜不平整，上皮向固有膜深陷，形成高大分支的皱襞。

(2) 固有膜：由结缔组织构成，与深面的肌层界线不清。子宫颈管的固有膜中有许多皱襞。

(3) 肌层：由较分散的平滑肌束和结缔组织共同组成。

(4) 外膜：为结缔组织构成的纤维膜。本片为子宫颈下端，肌层外侧为子宫颈阴道部的黏膜层，表面覆以复层扁平上皮。

高倍观察：着重观察下列内容：

(1) 上皮：宫颈阴道部的复层扁平上皮细胞富含糖原，在 HE 切片中，因糖原溶解，故胞质透亮。颈管面上皮为高柱状黏液上皮。

(2) 固有膜：结缔组织较致密，有许多红色、明亮的弹性纤维。

(3) 子宫颈皱襞：上皮为单层柱状黏液上皮，腔大而多褶皱，腔内常充满淡红色的黏液。

6. 乳腺(哺乳期)(mammary gland during lactation)

切 片 名：人哺乳期乳腺，HE 染色。

目　　　的：了解乳腺的一般结构及哺乳期乳腺的结构特点。

肉眼观察：切片标本呈浅紫红色，可见许多小块状腺组织为腺小叶，小叶间浅红色部分为结缔组织。

低倍观察：可见圆形或卵圆形的腺泡群，即腺小叶；小叶间有疏松结缔组织，内含有血管、神经和小叶间导管。结缔组织较多的叶间，有更大的叶间导管。

高倍观察：观察以下结构：

(1) 腺泡：大小不一，均呈扩张状态。腺泡壁的上皮细胞呈扁平形、立方形或高柱状(为什么?)，腺泡内可含有乳质，着浅红色。

(2) 小叶间导管与叶间导管：管腔大，由复层柱状上皮组成，周围有较多结缔组织。

(二) 示教

1. 黄体和白体(corpus leteum and corpus albicans)

人卵巢部分切面，HE 染色。

要求：认识黄体和白体的结构，区分两种黄体细胞。

观察：

(1) 黄体：视野中大而色浅呈多边形的细胞为颗粒黄体细胞；小而色深的为泡膜黄体细胞。

(2) 白体：成团淡粉红色的胶原纤维形成的疤痕组织，即为白体。

2. 静止期乳腺(mammary gland during resting state)

人静止期乳腺切面,HE 染色。

要求：了解静止期乳腺的特点。

观察：切面中有大量的结缔组织,富含脂肪细胞,小叶中仅见少量小导管,管壁由单层立方上皮组成。几乎没有腺泡。小叶间可见较大的小叶间导管。

## (三) 电镜图片

1. 输卵管上皮分泌细胞(secretory cells of the oviduct)

要求：熟悉分泌细胞的超微结构特征。

观察：细胞表面有微绒毛,顶部胞质有分泌颗粒,胞核较大,胞质内粗面内质网和核糖体都很丰富,线粒体散在,高尔基复合体发达。

2. 子宫颈上皮细胞(epithelium of the cervix)

要求：了解子宫颈上皮细胞的超微结构特征。

观察：细胞核被挤至基底部,核上区有发育良好的高尔基复合体,扩张的粗面内质网和大量分泌颗粒,可见糖原和脂滴。

[思考题]

1. 光镜下原始卵泡、初级卵泡、次级卵泡有何结构特征？

2. 子宫内膜的周期性变化主要有哪些形态结构变化？

(凌树才 杨友金 陈季强)

# 附：腹膜的解剖结构

**(一) 掌握腹膜、腹膜壁层和脏层、腹膜腔的概念及腹膜的功能**

**(二) 掌握腹膜内位器官、腹膜间位器官及腹膜外位器官的名称,了解腹膜被覆脏器不同情况的临床意义**

**(三) 腹膜形成的各种结构**

1. 掌握小网膜的位置和分部;掌握大网膜、网膜囊和网膜孔的位置;了解大网膜的构成和功能。

2. 了解各系膜的名称和附着。

3. 了解韧带的构成;掌握十二指悬韧带及肝、胃、脾等韧带的构成和位置。

**(四) 掌握直肠膀胱陷凹和直肠子宫陷凹的位置及临床意义**

(凌树才 陈季强)

# 第十章 免疫系统
# (IMMUNE SYSTEM)

## 实验四十三 免疫系统解剖与组织结构
### (ANATOMY AND HISTOLOGY OF IMMUNE SYSTEM)

【实验目的和要求】

1. 掌握淋巴结、脾的光镜结构,比较两者的异同点。

2. 了解胸腺、腭扁桃体的光镜结构。

【实验用品和标本】

尸体、标本和切片。

【实验内容和方法】

## 一、免疫系统解剖结构

免疫系统由淋巴器官和其他器官内的淋巴组织以及分布于全身的淋巴细胞和巨噬细胞组成。免疫系统包括淋巴结、脾脏、腭扁桃体(详见实验十八:一、淋巴系统解剖结构)和胸腺等。

## 二、免疫系统的组织结构

淋巴器官为实质性器官,外有被膜覆盖,实质由淋巴组织构成,淋巴组织一般有两种形式,即弥散淋巴组织和淋巴小结。本次实验要求掌握几种主要淋巴器官的组织结构特征,并比较它们在结构上的异同。

**(一) 淋巴结(lymph node)**(详见实验十八:二、淋巴器官组织结构)

**(二) 脾脏(spleen)**(详见实验十八:二、淋巴器官组织结构)

**(三) 腭扁桃体(tonsil)**(详见实验十八:二、淋巴器官组织结构)

**(四) 胸腺(thymus)**

切 片 名:人胸腺切面,HE 染色。

要　　求:认识胸腺的结构特点。

肉眼观察:

标本表面有粉红色的被膜向胸腺实质伸入,将胸腺分成许多大小不等的紫蓝色小叶。

低倍观察:

1. 表面有疏松结缔组织被膜,伸入实质为胸腺隔,它把实质分成许多分隔不全的小叶。

2. 小叶周边色深为皮质,中央色浅为髓质,相邻小叶髓质彼此相连,髓质中红色圆形小体为胸腺小体(怎样把胸腺小体与充满血细胞的小血管加以区别?)。

高倍观察:

1. 皮质主要由上皮性网状细胞、密集的淋巴细胞和巨噬细胞组成,淋巴细胞密集排列,而上皮性网状细胞数量较少,仅可见较大而色浅的胞核,故皮质染色深。

2. 髓质内淋巴细胞较少,上皮性网状细胞明显可见,细胞核较大,呈圆或椭圆形,染色浅,胞体形态多样,胞质丰富呈浅红色。

3. 髓质内胸腺小体大小不一,呈椭圆形或不规则形,染成粉红色,它由几层扁平形上皮性网状细胞作同心圆环抱而成,外层细胞核呈半月形,胞质着色浅,小体中央的细胞常退化,结构不清,胞质染成深红色,并可见到崩解的胞核残体。

4. 实质内有丰富的毛细血管和微动、静脉。

【思考题】 在光镜下怎样区别胸腺、淋巴结和脾脏?

(凌树才 杨友金 陈季强)

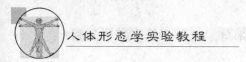

# 第十一章　感染性疾病

## 实验四十四　传染病与寄生虫病
### （INFECTIOUS DISEASE AND PARASITOSIS）

**【实验目的和要求】**

　　1. 肠伤寒和细菌性痢疾的病理形态特点及常见并发症。

　　2. 肠阿米巴病、阿米巴肝脓肿的病变特点。

　　3. 流行性乙型脑炎和化脓性脑膜炎的病变特点以及临床病理联系。

　　4. 血吸虫性肝硬化的病变特点及结节性肝硬变的区别。

**【实验用品和标本】**

　　病理标本和切片。

**【实验内容和方法】**

## 一、眼 观 标 本

**（一）消化系统标本**

　　器官：回肠。

　　病变描写：在肠道的黏膜面可见孤立和集合淋巴组织，增生肿胀，隆起于黏膜表面，呈脑回状形态。

　　病理学诊断：肠伤寒（髓样肿胀期）。

**（二）消化系统标本**

　　器官：回肠。

　　病变描写：在肠黏膜表面可见散在病灶，多数呈鞋底状，表面颜色灰红，多数发生坏死，有的脱落形成溃疡。

　　病理学诊断：肠伤寒（坏死期或溃疡期）。

**（三）消化系统标本**

　　器官：结肠。

　　病变描写：整个黏膜面均可见灰黄色的片状膜状渗出物，有的部位脱落形成浅表地图状溃疡。

　　病理学诊断：细菌性痢疾。

**（四）消化系统标本**

　　器官：回肠及盲肠。

病变描写：肠黏膜面可见许多针尖大小的溃疡和一些比较大的溃疡，这些较大的溃疡边缘呈潜掘状，溃疡之间的黏膜正常。

病理学诊断：肠阿米巴病。

### (五) 消化系统标本

器官：肝。

病变描写：肝脏切面可见儿头大小"脓肿"，其内壁呈破絮状，为未彻底液化坏死物的残留。

病理学诊断：肝阿米巴"脓肿"。

〖思考题〗

1. 试比较细菌性痢疾和肠阿米巴病的病理形态学特点的不同(列表回答)。

2. 引起肠道溃疡的疾病主要有哪些？试比较它们肉眼观察中的形态不同。

### (六) 神经系统标本

器官：脑。

病变描写：器官切面可见针尖大小的软化灶，散在分布。此软化灶在镜下可表现为筛网状组织，呈灶状分布。

病理学诊断：流行性乙型脑炎。

### (七) 神经系统标本

器官：脑。

病变描写：脑沟内可见大量脓性渗出物，尤以大脑表面及大脑镰周围较多，脑回变平坦，脑沟变浅，脑血管扩张。

病理学诊断：化脓性脑膜炎。

### (八) 消化系统标本

器官：肝。

病变描写：肝体积略缩小，质地变硬，表面有粗大结节，形成微隆起的分区，切面可见纤维增生，沿汇管区呈树枝状分布。

病理学诊断：血吸虫性肝硬化。

### (九) 消化系统标本

器官：结肠。

病变描写：肠黏膜面粗糙，高低不平，黏膜上皮增生形成息肉，大小不一，在肠腔中间可见一巨大的檗状息肉。

病理学诊断：肠血吸虫病。

〖思考题〗试比较血吸虫性肝硬变和门脉性肝硬变在形态学及其临床表现的不同。

# 二、镜检切片

## (一) 传染病切片

器官：回肠。

观察要点：

1. 低倍镜下区分肠壁各层结构,在黏膜下层可找到伤寒小结,此结构是由伤寒细胞聚集而成。

2. 高倍镜下观察该细胞的形态特点。

3. 肠壁各层有充血、水肿等炎症表现。

病理学诊断：肠伤寒。

## (二) 传染病切片

1. 重点观察肠黏膜面的渗出物结构,该结构主要由纤维素、坏死中性粒细胞和脱落坏死的上皮细胞组成,其下方有残存的腺体,说明病变位置较表浅。

2. 肠壁各层可见其他炎症表现,如中性粒细胞。

请画出病变示意图并加文字说明。

病理学诊断：细菌性痢疾(参见彩图 56)

## (三) 传染病切片

器官：脑。

请画出病变示意图并加文字说明。

此片应见到的三大基本病变：① 神经细胞变性和坏死；② 软化灶(筛网状病灶)形成；③ 淋巴细胞围管性浸润,此疾病的基本病变还有胶质细胞增生。

病理学诊断：流行性乙型脑炎。

## (四) 传染病切片

器官：脑。

病变描写：蛛网膜下腔扩大,增宽,腔内充满炎症细胞,主要是中性粒细胞和单核细胞,其中许多已经变成脓细胞。脑膜血管扩张,近脑膜的脑实质内血管也扩张充血。

病理学诊断：流行性脑脊髓膜炎(化脓性脑膜炎)。

## (五) 寄生虫病切片

器官：肝。

观察要点：

1. 虫卵在肝内主要分布于汇管区；小叶结构几乎无改变,无假小叶形成。

2. 急性虫卵结节又称嗜酸性脓肿,结节中央可见成熟的虫卵,其中有一对红色的头腺,虫卵周围有一片无结构的火焰样物及大量坏死嗜酸性粒细胞浸润。

3. 有时可见慢性虫卵结节,又称假结核结节,虫卵周围有大量的类上皮细胞,类似结核结节。

4. 本片大多数虫卵结节由急性逐渐过渡到慢性,即在嗜酸性脓肿周围出现类上皮细胞和多核巨细胞。

病理学诊断:肝血吸虫病(参见彩图 57 和彩图 58)。

(周 韧 陈季强 杨水友)

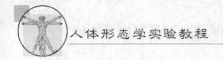

# 第四部分 临床病例讨论
## (CLINICAL PATHOLOGICAL CONFERENCE)▶▶▶

临床病例讨论(clinical pathological conference, CPC)是在对尸体进行解剖的基础上,由临床医师和病理医师联合召开的讨论会, 其主要目的在于明确疾病的诊断, 提示疾病的发生、发展规律,探讨死亡原因。对医学生来说,可以帮助理论联系实际,病理联系临床,巩固加深对病理学知识的理解,培养学生独立思考和分析判断的能力。

在进行临床病例讨论时,有关病理诊断的注意事项:

1. 病理诊断中的措词应该是病理学术语,不要用描写性词语,如肺泡腔红细胞渗出,应写为肺出血。

2. 病理诊断通常先列主要疾病,再列并发症,最后伴同疾病。主要疾病是指导致死亡或通过并发症致死的疾病;并发症与主要疾病有关;伴同疾病则与主要疾病无关。如尸检发现有肝硬化、腹水、消化道出血,同时又有脂肪瘤,此时主要疾病为肝硬化,并发症是腹水、消化道出血,脂肪瘤则是与肝硬化毫无关系的伴同疾病。

3. 列主要疾病与并发症时,一般根据疾病的发生、发展过程或疾病过程中,各病变发展的客观规律及其相互间内在联系列出。

4. 死因分析:凡导致死亡的疾病或损伤即为死因。死因必须是疾病分类学和病理学疾病的名词。一般主要疾病即为主要死因,而引起死亡的并发症为直接死因,如肝硬化,上消化道出血引起死亡时,主要死因是肝硬化,而直接死因是上消化道出血。

## 病 例 一

患者 46 岁,男性。患高血压病已 20 余年,气管炎慢性咳嗽、咳痰约 10 年,近 8 年来反复低热、盗汗、食欲不振、消瘦;右颈部摸到黄豆至蚕豆大肿块,互相粘连,曾较长时间服抗结核药。2 个月以前因车祸右大腿骨折,卧床一个多月后骶部皮肤破溃不愈,近一周又并发支气管肺炎。患者既往有慢性支气管炎病史。

体检:较消瘦。体温 39.4℃,心率 94 次/分,血压 21.3/16.0kPa(160/120mmHg),心浊音界向左下扩大,$A_1/P_2$:两肺可闻及干、湿性啰音,以背部为多;右颈部多发性淋巴结肿大,互相粘连,骶部皮肤有褥疮形成。

化验:血白细胞总数 $20.1×10^9/L$(20100/mm³),中性粒细胞 79%,淋巴细胞 11%,单核细胞 9%,血沉 51mm/h。

住院后虽经积极治疗,但病情日趋严重,最后呼吸、心跳相继停止而死亡。

尸检所见:较消瘦,右颈部可触及数个互相粘连的肿大淋巴结,如黄豆至花生米大,切面呈浅黄色,质软、细腻如膏糊状。部分淋巴结包膜明显增厚、质坚韧,呈灰白色半透明状;其包含的上述内容物中偶见数个米粒至芝麻粒大的不规则形白色颗粒状物，质硬如砂粒。镜检：淋巴结原有结构大部消失，代之以大片浅红染无结构的微细颗粒状物质。砂粒状物为紫蓝色密集颗粒状物质，其包膜纤维组织大量增生，胶原纤维融合增粗，呈匀质红染。

心脏：重150g。左心室明显增厚达2cm，肉柱增粗，各心腔未扩大，各心瓣膜正常。镜检：左心室的心肌纤维增粗，其核也增大深染。

肺脏：眼观及镜检均见两肺有支气管慢性炎及支气管肺炎的病变。部分支气管的黏膜上皮由鳞状上皮覆盖。

肝脏：体积增大，肝缘钝圆，切面边缘外翻，肝实质隆起，原有光泽消失。镜检：肝细胞增大，胞浆内充满微细均匀的红染颗粒。近汇管区的肝细胞内有小到中等大的圆形空泡，苏丹Ⅲ染色呈阳性反应。

肾脏：两肾缩小，皮质变薄，约0.2cm。镜检：弥漫性肾小球入球动脉管壁增厚，呈匀质红染，管腔变窄。肾小管上皮肿胀，胞浆内充满均匀的微细红染颗粒。

骶部皮肤在骨隆起处形成溃疡，大约3cm×2cm，溃疡底有少量炎性渗出物覆盖。镜检：溃疡局部深达真皮层底部主要由扩张血的丰富毛细血管和纤维母细胞构成，其表面有纤维素和多量中性粒细胞渗出，其深部毛细血管和纤维母细胞渐趋减少，而胶原纤维渐趋增多，并融合增粗。

右股骨中段呈梭形膨大。镜检：膨大处主要由排列紊乱的骨小梁组成。

讨论与思考题

1. 患者诸器官各有什么病变？根据何在？这些病变是如何形成的，其相互间有什么关系？

2. 试按各病变结合它们的主次、发生的先后顺序，写出此例尸检的全面病理诊断。

# 病 例 二

女性，65岁。因风湿性心脏病、伴二尖瓣狭窄与关闭不全，引起心悸、气促，卧床不起已半年余，咳粉红色泡沫痰。听诊两肺有广泛啰音，心尖区明显舒张和收缩期杂音。颈静脉怒张，肝肋下四指，轻度触痛，两下肢与背部明显浮肿。一个月前，因排便困难，自行下地蹲位大便时，突然呼吸困难、面色苍白、大声呻吟、大汗淋漓，迅速昏迷软瘫，数分钟自主性呼吸停止。经人工呼吸机与开胸手术及时抢救后逐渐复苏。但此后感右胸疼痛，呼吸时加剧，局部可听到摩擦音，并咯血性痰。2周前因重度肺部感染，治疗无效，终于呼吸、心跳停止而死亡。

尸检所见：

心脏：证实为慢性风湿性心脏病伴二尖瓣狭窄与关闭不全，心尖钝圆，左、右心室明显扩大、肥大，从内可完整取出湿润有光泽之暗红色血块状固体，其形状与心腔一致。

肺脏：两肺肿胀增大，呈暗红色，切面上有多量血性泡沫状液体。于右肺中叶外侧区，有一近似楔形之暗红色实变病灶，质较坚实，局部表面隆起，肺膜粗糙，呈灰黄色。两肺有散在分布之小叶性炎症病灶，于下叶肺已融合成片。肺动脉接近实变灶附近之小分支腔内有圆柱状暗红色血块固体物充塞。镜检：两肺弥漫性肺泡中隔毛细血管及小静脉扩张充盈，并有纤维组织增生；肺泡腔内有淡红色均质液体，其间有大小不等之气泡、红细胞以及含有棕黄色颗粒之巨噬细胞，部分细支气管腔及周围肺泡腔内可见多量中性白细胞渗出，右肺中叶外侧区之实变病灶,于镜下见肺泡的各种细胞核消失,但依稀可见肺泡结构的轮廓,其间充满大量红细胞及其崩解物。实变灶附近之肺组织充血,并有白细胞渗出。

右髂内、外静脉及髂总静脉:腔内有暗红色圆柱状血块状固体物。其两端部分较湿润、有光泽,与局部内膜游离;近中段部分较干燥,略呈红、白相间结构,并与局部内膜紧密粘连。

肝脏:明显增大,包膜紧张,边缘钝圆,切面呈弥漫性红、黄相间。镜检:中央静脉及其周围血窦扩大充盈,肝板变薄,部分扩张的肝血窦与相邻肝小叶相通。小叶周边部肝细胞胞浆内有大小不等之圆形空泡,偶见个别肝细胞核被挤至一侧。

讨论与思考题

1. 患者体内各器官有什么病变?依据什么?
2. 上述各病变之间有什么关系?试以箭头表示其因果关系。
3. 根据本例尸检所见解释患者生前的有关临床表现。

# 病 例 三

女性,8岁。持续性高热20余天。入院前一周,左颈部出现一肿块,较软,有波动感。入院后,将肿物切开,流出黄绿色较黏稠之液体约50ml。术后体温持续不退,全身衰竭情况反见加剧,不思饮食,继而心尖区出现收缩期吹风样杂音,且越来越明显,躯干明显出现出血点。

体检:体温39.2℃,脉搏140次/分,呼吸36次/分。心率快而弱,心尖瓣区Ⅲ级收缩期粗糙吹风样杂音,向各瓣膜区传导,肺脏呼吸音粗糙;肝锁骨中线处肋下5.5cm,剑突下6.5cm,质中。

化验检查:白细胞总数$20.6×10^9$/L(20600/mm³),红细胞总数$3.07×10^{12}$/L(307万/mm³)。白细胞分类:中性粒细胞89%、淋巴细胞9%、嗜碱性粒细胞2%。

住院经过:入院后神志清,周身中毒情况严重。用大量抗菌素及补液等措施治疗,病情无好转。住院后第二天病情恶化,喉有痰鸣声,呼吸及心跳逐渐停止而死亡。

尸检各主要脏器之病变如下:

左颈部有一个2cm的切口,用探针试之,窦道斜向上方皮下组织及肌层间,相当于咽旁间隙处,长约4cm。镜检:窦壁内层为厚层坏死组织及大量变性、坏死之中性粒细胞,其深部为肉芽组织伴有多量中性粒细胞浸润。

心脏:心包腔内有大量黄色之渗出物,心外膜增厚,粗糙,有处呈绒毛状。打开心腔见左心室壁有两处黄色病灶,周围暗红色。切开病灶,内有黄色黏稠液体流出。二尖瓣后瓣心房面有一灰白色赘生物,见该处瓣膜已形成一穿孔。镜检:上述病灶处见心肌纤维已坏死,大量变性中性粒细胞浸润,并可见革兰阳性葡萄球菌。有的病灶周围可见少量肉芽组织生长。

肺:右肺肺膜有多量黄白色渗出物覆盖。左、右各叶肺增大,呈红色,且均可触及位于胸膜下硬结,黄豆大小,暗红色;切面为楔形病灶,呈黄白色或暗红色,右肺下叶切面见2cm×2cm之不规则形囊腔,腔内有黄色黏稠液体。镜检:上述硬结处肺组织出血、坏死,囊腔内见大量变性之中性粒细胞渗出,并可见菌丛。

肝脏:切面包膜外翻,实质肿胀,无光泽,略呈黄色,此外还可见散在之黄色病灶,绿豆至黄豆大小。镜检：肝中央静脉及肝窦扩张,充满红细胞,肝细胞内可见多数圆形空泡。黄色病灶处肝细胞坏死,大量变性之中性粒细胞浸润。

脾脏：被膜下有多数病灶,呈楔形,大小约 1cm×1cm,病灶呈暗红色。镜检：病灶处脾组织出现坏死,但组织轮廓可见。中心区有大量中性粒细胞浸润。

肾脏：左肾动脉内可见一长 0.3cm 之灰红色固体物,易取出。两肾实质中亦可见与脾脏相似的病变。

脑及脑膜：乙状窦内可见一长约 3.5cm 之灰红色固体物,颅底蛛网膜下腔大量出血,各脑室内亦可见凝血块。镜检：脑实质小血管周围之腔隙中可见红细胞渗出。

讨论与思考题

1. 颈部肿块是什么性质的病变? 试分析引起该病变的原因。
2. 体内各脏器的变化是什么性质的病变? 如何形成? 这些病变相互关系怎样?
3. 作出全面的病理诊断。
4. 试以尸体解剖所见之病变解释有关临床的症状及体征,并讨论死亡原因。
5. 从这一死亡病历讨论中,我们可以吸取什么教训?

# 病　例　四

男性,20 岁,木工。于 2005 年 12 月 19 日因心悸、气急入院,患者于 2004 年 11 月及 2005 年 5 月曾有两次膝关节肿痛伴发热、服药而愈。此后参加体力劳动后有心悸,偶有气急。入院前两个月有轻度发热,气急加重,不能平卧,尿量减少,食欲不振,两下肢及颜面发生水肿,2005 年 12 月初服洋地黄 2 天,因反应停服。半月前发生左上腹疼痛。体检：端坐呼吸,轻度发绀,神志清。心浊音界向左扩大。主动脉瓣区扪及猫喘。主动脉瓣区及心尖区听诊均闻及收缩期和舒张期杂音。两肺底闻及湿啰音。肝肋弓下 5.5cm,脾肋下可触及,腹软,心率 108 次/分,体温 36.8℃。

实验室检查：红细胞总数 $3.0×10^{12}/L$(300 万/mm³),白细胞总数 $11.5×10^9/L$(11500/mm³),中性粒细胞 70%,单核粒细胞 2%,淋巴细胞 28%。血沉 70mm/h。尿常规：蛋白(+),红细胞 2~3 个/高倍视野。

X 线检查：全心增大,左房室最为明显。

入院以后以抗炎、强心、利尿及激素治疗。于 7 月 27 日出现室颤及呼吸停止,抢救无效死亡。

主要尸体解剖所见：身高 170cm,体重 53kg,两眼睑结膜有少数针尖大出血点,两下肢踝部轻度凹陷性水肿。

心：重 550g,大小约为死者右拳的 2 倍,心尖钝圆。主动脉瓣口高度狭窄仅容探针通过,二尖瓣孔勉强通过两指。剪开心腔,见二尖瓣增厚,不透明,闭锁缘上有多颗灰黄色赘生物,大小如粟粒,与瓣膜紧密粘连。腱索增粗。主动脉瓣叶相互粘连增厚,其上有较大不规则灰黄色赘生物附着,质松脆。左、右各心腔明显扩张,心肌肥厚,左心室壁厚约 1.5cm,右心室壁厚 0.6cm。镜检：二尖瓣及主动脉瓣肉芽组织增生纤维化,其间有少量淋巴细胞等炎症细胞浸润。两处瓣膜表面所附着的赘生物均由血小板和纤维素组成。主动脉瓣上较大的赘生物中还有少数菌丛,其基底附着处有肉芽组织增生和淋巴细胞、单核细胞及少量中性粒细胞浸润。

心肌间质血管周围有细胞聚集形成的结节,该细胞不规则形,胞浆呈嗜碱性,核圆或卵圆,浓染,核膜清楚,并杂有淋巴细胞等浸润。有的血管周围见纤维组织增生,少量淋巴细胞浸润。

肺:两肺体积增大,切面暗红色,挤之有多数泡沫性液体流出。镜检:肺泡中隔毛细血管扩张淤血,肺泡腔内充以红色浆液、红细胞及大单核细胞,后者胞浆内有含铁血黄素。

肝:重 1650g,大小 26cm×8cm×8cm,露出于剑突下 4.5cm。表面及切面可见紫红色条纹。镜检:肝小叶中央静脉及附近的肝窦普遍扩张淤血,肝细胞消失。有处相邻之肝小叶互相贯通形成淤血道。小叶边缘肝细胞可见大小不等的空泡。

脾:450g,大小为 14cm×11cm×5.5cm,暗红色,表面见多个大小不等灰白色不规则形病灶。该病灶切面呈楔形,尖端朝向脾门,周围有明显的充血带。镜检:病灶处细胞坏死,但隐约可见坏死细胞、脾小梁及血管的轮廓;病灶边缘充血、出血。

肾:两肾大小正常,表面均可见 1 个灰白色不规则病灶,体积较小,切面也呈三角形,底朝包膜,尖端指向肾门,周围暗红色。

镜检:病灶处组织坏死,但仍隐约保留肾组织之轮廓,坏死区边缘充血、出血及淋巴细胞浸润。周围肾小管内可见多数蛋白管型。

讨论与思考题

1. 为本例尸检各器官改变分别作出病理诊断,并各说明其依据。讨论各病变相互间的关系;

2. 根据本病例病理解剖所见,结合临床所见,作出病理诊断,并分析主要疾病及死亡原因;

3. 如何用病理检查所见去解释临床症状、体征及异常化验结果。

# 病 例 五

男性,52 岁。患者近 10 年来时有咳嗽、低热、乏力、纳差等表现,有时痰中带血。近两年来渐感胸闷、气急,并逐渐消瘦,一月前因发热、气急加重,下肢出现浮肿而常卧床不起。昨日中午在与旁人争吵过程中,突然大咯血,经抢救无效而死亡。

尸检所见:死者消瘦,皮肤苍白,两下肢凹陷性水肿,指(趾)甲青紫。腹腔内有浅黄色澄清液体 500ml。

心:体积比死者右拳大,心尖钝圆,外膜光滑。各瓣膜半透明,光滑菲薄。右心房、室无明显扩张,左室壁厚:1.0cm,右室壁厚:0.6cm。右心房、室均有不同程度扩张。

肺:两肺体积缩小,质地较实,肺膜明显增厚,并与胸廓粘连不易分离。切面:两肺各叶均可见大小不等、形态不规则、壁厚薄不匀的腔隙,这些腔隙与支气管相通。其中肺上叶近肺尖部的一个腔隙最大,约 2cm×3cm,一侧壁厚 0.2cm,腔内可见淡黄色、奶油样坏死物,并与血性液体相混和。其余肺组织可见散在的、大小不一的淡黄色病灶。右肺下叶还见大片黄白色实变区。在上述病变周围的肺组织,有不同程度的纤维组织增生。支气管腔内见血性泡沫状液体,肺门淋巴结呈黄豆大小。

肝:体积增大,重 1750g,表面光滑,切面可见红黄相间的条纹,质地中等。

讨论与思考题

根据上述临床和尸检所见,作出病理诊断及死亡原因,并简述它们之间的相互关系。

# 病　例　六

男性,65 岁。主诉:发现肝大三年余,不规则发热、腹胀、明显消瘦两个月。

现病史:三年前发现肝大;经常感乏力,肝区隐痛,食欲不振;肝功能检查 ALT 反复增高,偶达 300 单位。经休息和治疗好转,如此经常反复发作。两个月以来有不规则发热、腹胀、下肢浮肿,皮肤和眼白发黄,恶心、厌食、乏力,自觉明显消瘦,近日来咳嗽、腹胀加重,大便色暗红,尿量减少。

体检:面容灰暗,两眼巩膜黄染,高度消瘦,左肩、上胸部有多数出血点,腹大如鼓。腹壁静脉怒张,肝肋缘下 9cm,脾肋缘下 3cm,两下肢呈凹陷性浮肿。

X 线检查:两肺有多数散在圆形病灶,境界清楚。

化验检查:红细胞总数 $3.0 \times 10^{12}$/L(300 万/mm³),血红蛋白 7.1g,白细胞总数 $2.9 \times 10^9$/L(2900/mm³),中性粒细胞 68%,ALT 2800 单位,总蛋白 5.8g/dL,白蛋白 1.9g/dL,球蛋白 3~9g/dL。

住院经过:入院后经治疗,病情曾有短暂好转,但很快又进行性恶化,腹胀日益明显,右上腹剧痛,呈明显恶病质,吐出咖啡色液体两次,共约 500ml,有血性稀便,死亡前 4 天听诊发现主动脉瓣区 3 级收缩期杂音,同时诉左腰部疼痛,并有血尿。

尸体所见,全身消瘦、黄疸,腹部膨隆,下肢浮肿。

腹腔内有浅黄色液体 8000ml,肠系膜大网膜壁层腹膜上有多数绿豆至黄豆大小白色结节。肠腔和胃内可见多量咖啡色液体。

肝:重 1800g,大小约 24cm×15cm×7cm,表面及切面布满米粒或黄豆样大小结节,并见散在分布的灰黄色更大的结节(从豌豆至樱桃大),有的中心出现坏死,肝质地坚硬,切之有阻力。镜检:正常小叶结构消失,代之以多数肝细胞结节,其中肝细胞排列紊乱,中央静脉缺如或偏位,结节外有狭窄的结缔组织包绕。眼观灰黄色结节为多数不规则的细胞索与巢组成,细胞核深染,形态较一致,富有血窦。

肺:表面及切面散布多个黄豆至核桃大小的圆形结节,色灰白。体检:圆形结节处的肺组织被形态类似上述的细胞索与巢中的增生细胞所取代。

脾:重 815g,被膜紧张,脾髓暗红色。镜检:脾窦扩大、瘀血,脾索及小梁增生。

食管:黏膜下静脉增粗、扩张,有细小破裂口找到。

心:重 260g,各瓣膜菲薄,无粘连,无畸形。三个主动脉瓣心室面有粉红色息肉状赘生物附着。镜检:赘生物由血小板及纤维蛋白构成;无明显中性粒细胞渗出,无细菌丛生长,无肉芽组织形成。

肾:表面见有 7cm×5.5cm 不规则黄白色病灶,杂有红色出血,病灶边缘为红色带。镜检:在病灶边缘分三个带:凝固性坏死带、充血带、正常带。

讨论与思考题

1. 本例各病变之间的关系怎样?试用箭头表示。

2. 作出本例的病理诊断。

3. 本例的各种临床表现如何用病理所见加以解释?

## 病 例 七

女性,11 岁,学生。主诉:发热咳嗽 1 周,浮肿,气促 4 天,不能平卧 18 小时。

现在史:1 月前两下肢生疮,时好好坏,不发热,未经治疗。1 星期前伴有咳嗽。曾去乡卫生院治疗,当时体温 38.2℃,给予链霉素、四环素治疗。第三天起咳嗽,面部浮肿伴气急,但仍坚持上学读书;昨天起,浮肿加剧,精神软弱,胃口不佳,小便次数和量均很少,呈浓褐色,至晚上睡眠,气急不能平卧,并伴呕吐一次,呕出内容物不详,一夜烦躁不安,当日上午去乡镇卫生院,诊断为心力衰竭,给予毒毛花苷 K(strophanthin K)0.12mg,20%甘露醇 50ml,毛花苷 C(lanatoside)0.2mg 注射后,急转市第二人民医院。

既往史:未患过急性传染病及心脏病。

体检:重性病容,气急貌,口唇发绀,鼻翼扇动,面色苍白,烦躁,不能平卧,巩膜不黄,气管正中,胸廓对称,两肺呼吸音粗糙,可闻及干性和湿性啰音,心浊音界向左扩大,心率 170 次/分,呈奔马律,腹软,肝肋下 5cm,剑突下 8cm,压痛明显,肝颈反射阳性,脾未触及,全腹无明显压痛,两下肢及手部均可见脓疮,血压 19.3/12.9kPa(145/97mmHg)。

化验:① 血:白细胞总数 22.0×10⁹/L(22000/mm³),中性粒细胞 82%,血沉 6mm/h。
② 尿:蛋白+++,红细胞+,颗粒管型+。
③ 生化:NPN 60mg%。

住院经过:入院后立即抢救无效,心跳、呼吸停止而死亡。

尸检解剖所见:

肉眼检查:面部浮肿,尤以眼睑部为著,鼻腔、口腔均有泡沫状血性液体溢出。口唇青紫,胸部对称,腹部稍膨隆,两下肢有散在圆形、卵圆形脓疮,直径为 1cm 左右,有的已破溃,溃疡底有淡黄色黏稠液附着,边缘整齐,呈紫红色;有的中央结痂,呈灰白色,除去痂皮后,其下方亦见相似液体;有的呈小泡状,边缘充血明显。

腹腔:肝肋弓下 4cm,剑突下 5cm,脾未伸出肋弓,腹膜光滑润泽,腹腔内有浅绿色澄清液体 30ml。两胸膜光滑、润泽,两胸腔内也有同样性质液体,左胸 140ml,右胸 115ml。

心脏:重 130g,约与死者右拳大,各瓣膜菲薄半透明,左右心室略扩大,乳头肌、肉柱扁平。镜下,心肌纤维部分横纹不清,肌浆中可见红色颗粒。心肌间质充血,水肿。

肺、气管、支气管黏膜充血,管腔内有泡沫状分泌物,两肺表面光滑,表面及切面呈暗红色,均有血性泡沫状液体溢出,两肺下叶和背部见多数直径 1cm 左右的不规则实变区域。镜下:两肺肺泡中隔毛细血管扩张,充血,肺泡腔内充有淡红色浆液,两肺下叶及背部细支气管黏膜上皮脱落,管腔内充有大量中性粒细胞,其周围肺泡腔内亦有多数中性粒细胞及少量纤维蛋白,单核细胞渗出。

肝脏:重 910g,色较暗红,包膜紧张,切开后包膜外翻,肝实质较混浊,有处可见暗红色条纹。镜下:肝小叶结构正常,肝细胞浆内有小颗粒及细小圆形空泡,这些改变以小叶中央为著,中央静脉与肝窦扩张充满血液,汇管区有少数淋巴、中性粒细胞浸润。

肾脏:左肾重 70g,大小 8.5cm×4.5cm×3cm,右肾重 70g,大小 7.5cm×4.5cm×3.5cm,表面暗红色,切面包膜外翻,皮质厚 0.5~0.6cm,皮髓质分界清。镜下:肾小球体积肿大,肾球囊变狭窄,毛细血管充血,细胞数目增多,其中并见中性粒细胞浸润,部分基底膜增厚。肾近曲小管上皮肿胀,胞浆中可见红色颗粒,部分肾尿管中可见脱落上皮细胞及少数细胞,有的已崩解颗粒状,肾髓质充血。

下肢脓疱处皮肤切片,镜下见部分表皮坏死脱落,表面附有多量的脓性渗出物,周围表皮不规则增生,底部真皮层中性粒细胞及淋巴细胞、浆细胞浸润。

讨论与思考题

1. 给本例尸检的上述各器官改变作出诊断,分别说明其依据,讨论这些病变相互间有什么关系。

2. 作出病理诊断,说明主要疾病及死亡原因。

3. 通过本例尸体解剖所见,解释患者的主要临床表现。

(周　韧　陈季强　杨水友)

# 第五部分　彩色图谱 ▶▶

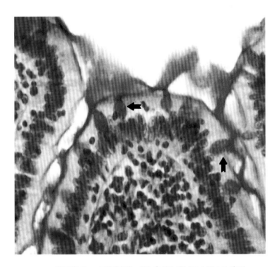

**彩图 1　过碘酸–雪夫反应(PAS 反应)**

　　确定组织或细胞中有无多糖存在的一种方法,显示紫红色沉淀　　　　　　PAS 反应 ×100

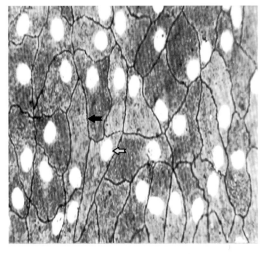

**彩图 2　单层扁平上皮〔间皮〕**

肠系膜铺片表面观

↑细胞界线　　　⇧细胞核　　　　　镀银染色 ×100

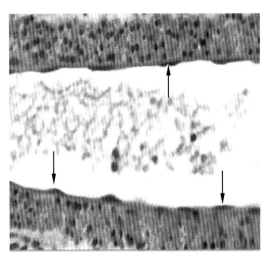

**彩图 3　血管间皮**

↑血管内皮　　　　　HE 染色×100

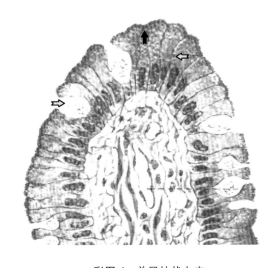

**彩图 4　单层柱状上皮**

↑小肠绒毛纹状缘　　　⇧柱状细胞　　　⇧杯状细胞

HE 染色×400

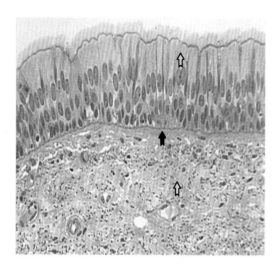

彩图 5　假复层纤毛柱状上皮

人气管横切面

⇧柱状细胞　⬆基膜　⇧结缔组织　HE 染色 ×400

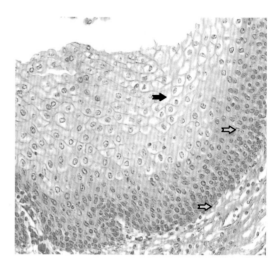

彩图 6　复层扁平上皮

人食管横切面

⇧基层　⇧中层　⬆表层　　HE 染色 ×100

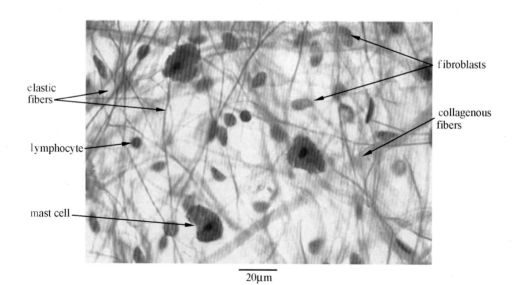

彩图 7　疏松结缔组织

大白鼠皮下结缔组织伸展片　　胶原纤维(collagenous fibers)　　弹性纤维(elastic fibers)

成纤维细胞(fibroblasts)　　　　肥大细胞(mast cell)　　　　　　淋巴细胞(lymphocyte)

　　　　　　　　　　　　　　　　　　　　　　　　　　　　　　　Weigert + HE 染色 ×100

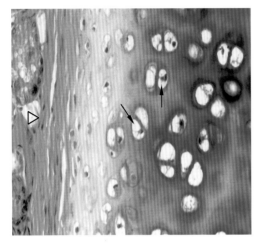

彩图 8　透明软骨

气管

↑软骨陷窝　　△软骨膜　　　HE 染色×100

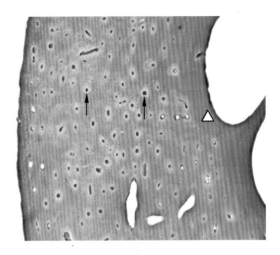

彩图 9　骨密质的结构

人的长骨骨干横断面(骨磨片)

△内环骨板　　↑骨单位　　　AgNO₃染色×100

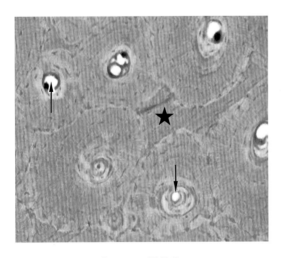

彩图 10　骨单位

人的长骨骨干横断面(骨磨片)

↑中央管　　★间骨板　　　AgNO₃染色×100

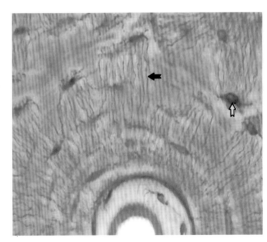

彩图 11　骨单位

人的长骨骨干横断面(骨磨片)

↑骨小管　　⇧骨陷窝　　　AgNO₃染色×100

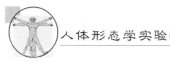

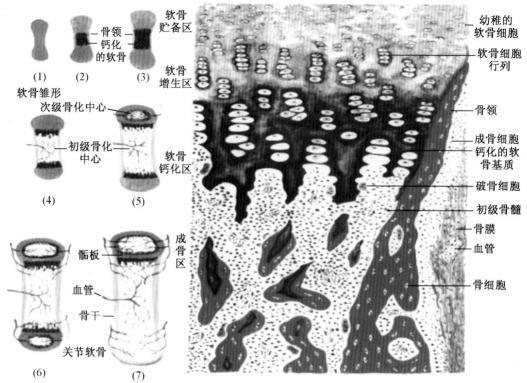

(1)　(2)　(3)

软骨雏形
次级骨化中心
初级骨化中心

(4)　(5)

骺板
血管
骨干
关节软骨

(6)　(7)

软骨贮备区
软骨增生区
软骨钙化区
成骨区

骨领
钙化的软骨

幼稚的软骨细胞
软骨细胞行列
骨领
成骨细胞
钙化的软骨基质
破骨细胞
初级骨髓
骨膜
血管
骨细胞

**彩图 12　骨的发生模式图**

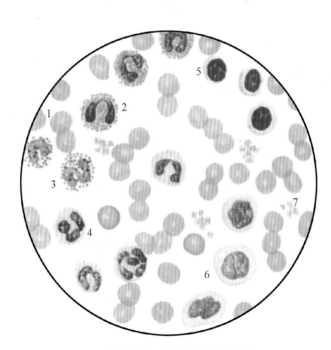

**彩图 13　各种血细胞的形态**

1. 红细胞　2. 嗜酸性粒细胞　3. 嗜碱性粒细胞　4. 中性粒细胞

5. 淋巴细胞　6. 单核细胞　7. 血小板　　　　HE 染色×100

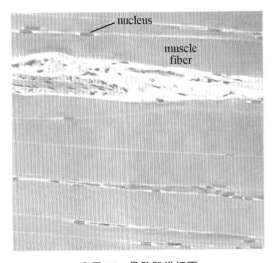

**彩图 14　骨骼肌纵切面**

人的骨骼肌　细胞核 (nucleus)　肌原纤维(muscle fiber)

HE 染色×100

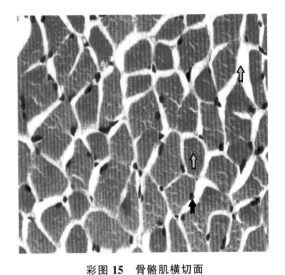

**彩图 15　骨骼肌横切面**

人的骨骼肌

⇑细胞核　⇑肌原纤维　⇑结缔组织　HE 染色×100

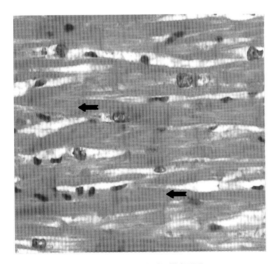

**彩图 16　心肌组织纵切面**

人的心脏切面

⬆闰盘　　　　　　　　　　HE 染色×400

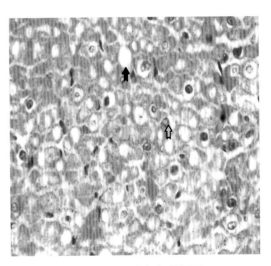

**彩图 17　心肌组织横切面**

人的心脏切面

⬆结缔组织　　⇑细胞核　　HE 染色×100

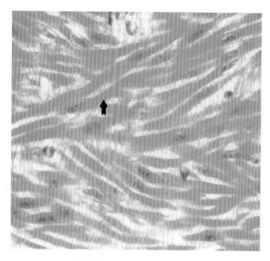

**彩图 18  平滑肌纵切面**

人小肠纵切面

↑平滑肌纤维                                   HE 染色×100

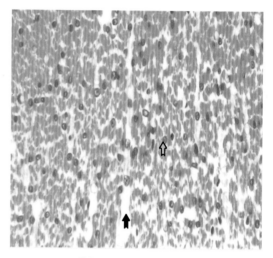

**彩图 19  平滑肌横切面**

人小肠横切面

↑结缔组织          ⇧细胞核          HE 染色×100

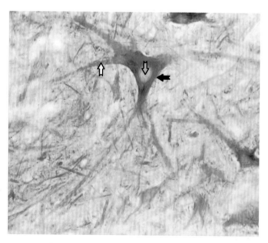

**彩图 20  神经元**

猫脊髓横切面

↑胞体      ⇧胞核      ⇧胞突      镀银染色×400

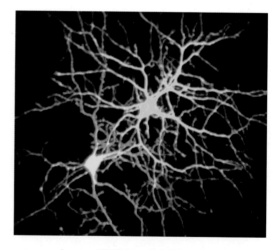

**彩图 21  神经元**

荧光素显示神经元结构

扫描电镜 ×3000

（组织学彩图由杨友金提供）

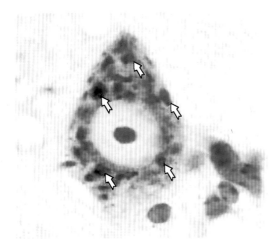

**彩图 22　尼氏体**

猫脊髓横切面

⇧颗粒状尼氏体　　　　　　　　HE 染色×100

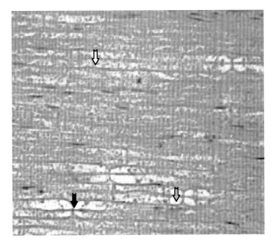

**彩图 23　郎飞结**

猫坐骨神经纵切面

⬆郎飞结　　⇧轴索　　⇧髓鞘　　　　HE 染色×100

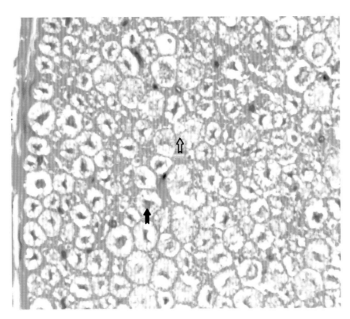

**彩图 24　有髓神经纤维**

猫坐骨神经横切面

⬆轴索　　　　　　　⇧髓鞘　　　　　HE 染色×100

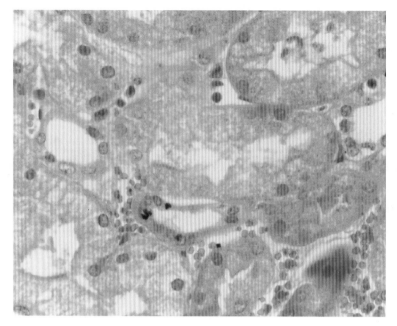

**彩图 25  高倍镜下示肾小管上皮浊肿**

肾皮质内红染的近曲管处,其上皮细胞肿胀,管腔变小。上皮细胞的胞浆内充满大量颗粒。注意这些颗粒的染色、粗细度、均匀度以及分布疏密度等特点。                    HE 染色×400

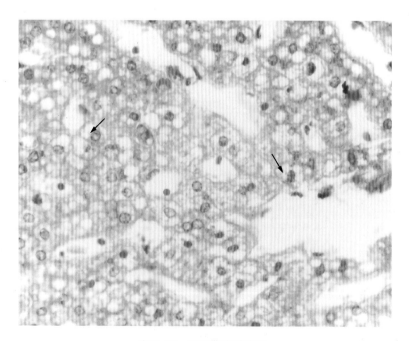

**彩图 26  肝细胞脂肪变性**

肝小叶结构存在:部分肝细胞增大, 胞浆内出现多数大小不一的圆形空泡,境界清楚(↓所示);在病变严重的肝细胞内融合成一个空泡,将核挤至一侧而形似脂肪细胞。                    HE 染色×400

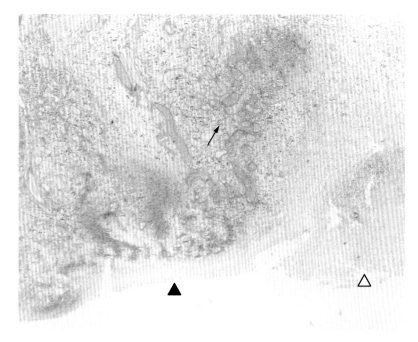

**彩图 27 皮肤肉芽组织形成 ( 二期愈合 )**

　　图示皮肤创口下炎症反应 ( △所示 ) , 其深处为肉芽组织形成 , ↑处示大量的新生毛细血管和纤维细胞形成 , 并伴有明显水肿。▲所示为生长的表皮。

HE 染色×100

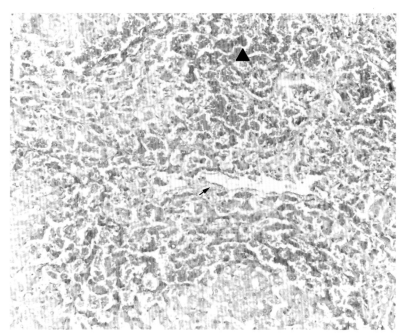

**彩图 28 肝淤血**

　　肝小叶结构存在 , 小叶中央静脉 ( ↑所示 ) 及附近肝窦扩张 , 邻近的肝窦淤血并相互沟通 ( ▲所示 )。淤血区中 , 肝细胞出现萎缩 , 肝细胞板中断。

HE 染色×100

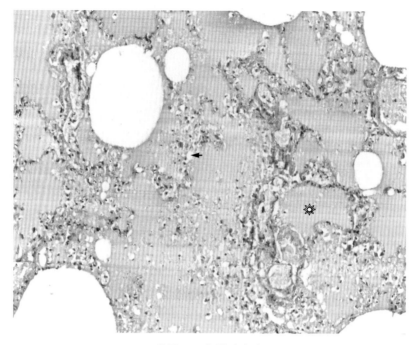

**彩图 29　急性肺水肿**

　　肺组织的肺泡中隔(↑所示)明显增宽,是由于其中的毛细血管腔高度扩大所致,肺泡腔内充满淡红色水肿液(✹所示)并伴少量红细胞漏出。　　HE 染色×100

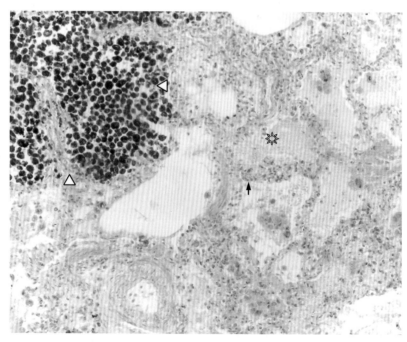

**彩图 30　慢性肺淤血**

　　肺泡隔内有纤维结缔组织增生(↑所示),肺泡中隔明显增宽。部分肺泡腔内残留淡红色水肿液(✹所示)。部分肺泡内出现多数成堆或散在分布的含铁血黄素细胞,其胞浆内含多量棕黄色颗粒(△所示)。　　HE 染色×400

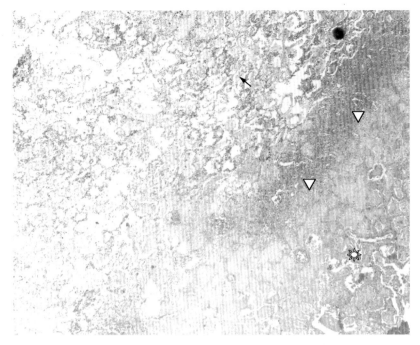

**彩图 31　肺出血性梗死**

右下部分为出血性梗死区,梗死区内呈红染实质变,组织结构依稀可辨而细胞微细结构消失(✿所示),部分组织已崩解、消失,呈红染无结构状。左上部分为肺淤血区(↑所示)。△所示为上述二区交界处。　　　　　　　　　HE 染色×20

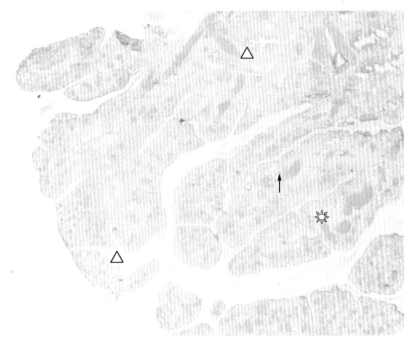

**彩图 32　宫颈息肉**

病变为一息肉,突出于外部生长,分叶状。表面及其内见腺上皮(△所示)、毛细血管(↑所示)、成纤维细胞增生以及淋巴细胞和浆细胞浸润,并伴间质水肿(✿所示)。　　　　　　　　　HE 染色×20

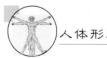

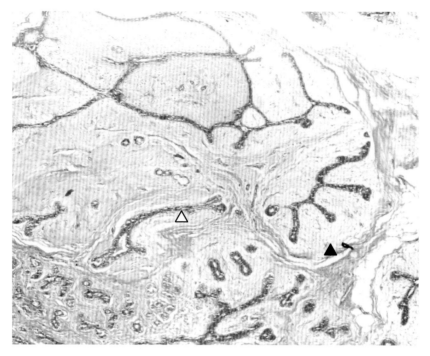

**彩图 33　乳腺纤维腺瘤**

图中显示乳腺腺管(△ 所示)和乳腺小叶纤维增生(▲ 所示)。　　HE 染色×100

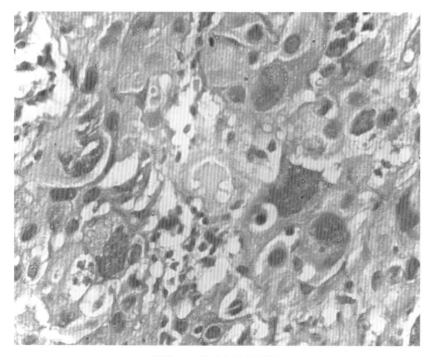

**彩图 34　肿瘤细胞异型性**

图示肿瘤细胞核大深染,核异型,核浆比例增大,可见多个核仁,胞浆嗜碱性。　　　　　　　　　　HE 染色×400

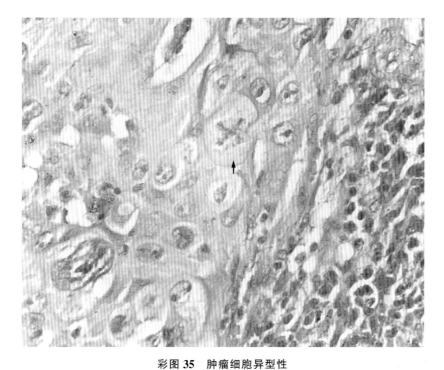

**彩图 35　肿瘤细胞异型性**

示肿瘤细胞病理性核分裂,↑所示为一多极的异常核分裂,所见同彩图 34。

HE 染色×400

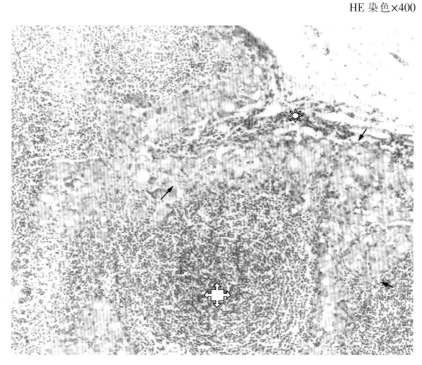

**彩图 36　淋巴结转移癌**

　　淋巴结结构被破坏,其表面为纤维被膜(✿所示),可见被膜下淋巴窦扩张,腔内充满成片癌细胞(↑所示),皮质浅层仍残留多个圆形的淋巴小结(✛所示)。

HE 染色×100

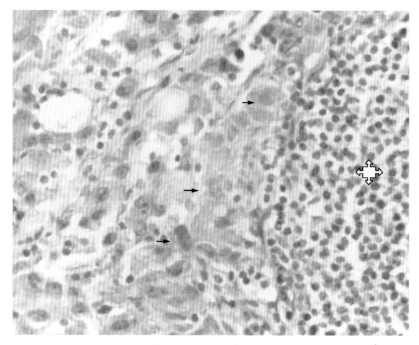

**彩图 37   淋巴结转移癌**

同上病例高倍观。淋巴窦扩张,腔内充满成片异型的癌细胞(↑所示),癌细胞核大深染。皮质浅层仍残留淋巴小结(✥所示)。                    HE 染色×400

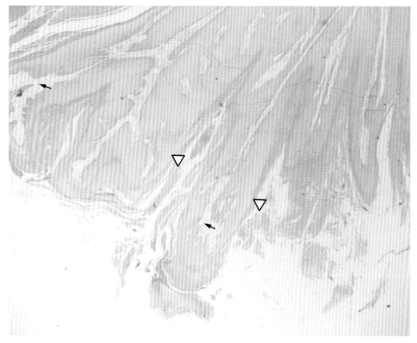

**彩图 38   鳞状细胞乳头状瘤**

肿瘤呈乳头状生长。表面被覆鳞状上皮(△所示),乳头中间部分由纤维结缔组织及小血管构成,称为中心索(↑所示)。                    HE 染色×20

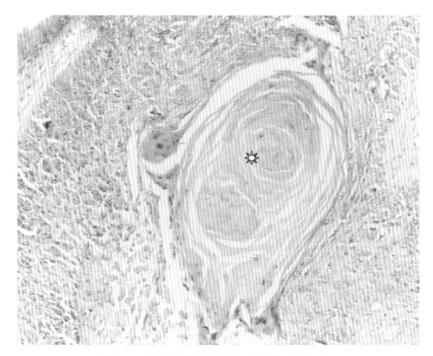

**彩图 39　高分化鳞状细胞癌(高倍镜示角化珠)**

　　图中见一椭圆形角化结构,角质层呈同心圆样排列(✵所示),是高分化鳞状细胞癌的镜下特点。角化珠周围围绕多量鳞状细胞癌癌巢。　　　　　HE 染色×400

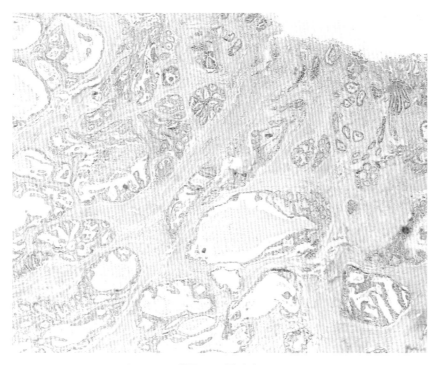

**彩图 40　胃腺癌**

　　肿瘤组织由异型性腺管构成,腺腔大小不一,形状僵硬,腺上皮异型,呈浸润性生长。　　　　　　　　　　　　　　　　　　　　　　　　HE 染色×100

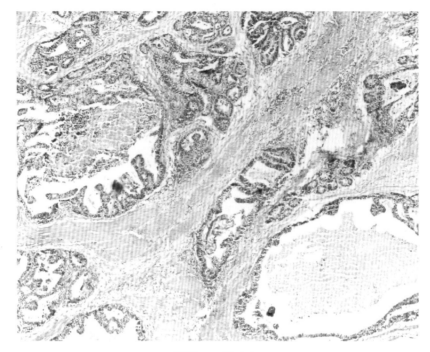

**彩图 41　胃腺癌**

同上病例,高倍视野示肿瘤腺上皮明显异型,腺体呈浸润性生长。

HE 染色×400

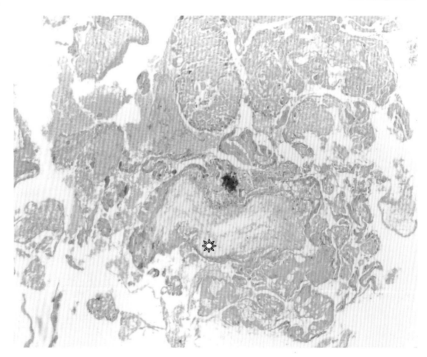

**彩图 42　葡萄胎**

图中显示部分绒毛样结构。与正常绒毛结构比较,其绒毛体积增大,间质内无血管,间质水肿(✳所示)。　　　　　　　　　　HE 染色×100

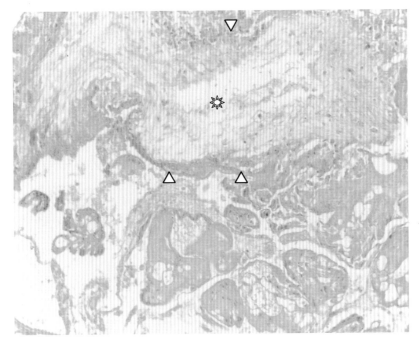

**彩图 43　葡萄胎**

上图的高倍观。图中显示绒毛样结构。其体积增大,间质内无血管,间质水肿(✿所示),表层滋养叶细胞增生(△所示)。　　　　　　　　HE 染色×400

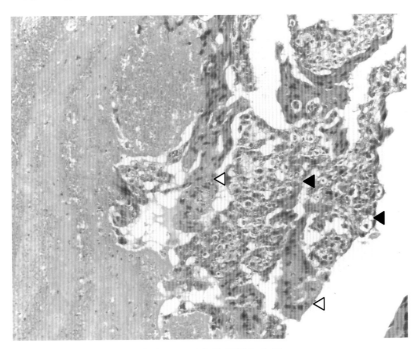

**彩图 44　子宫绒毛膜上皮癌**

图示绒毛膜上皮癌由成片的异型细胞构成,无绒毛结构,浸润性生长并伴大片出血。图内可见两种肿瘤细胞:界限不清的合体细胞(△所示)和界限清楚的颗粒细胞(▲所示)。　　　　　　　　　　　　　　HE 染色×400

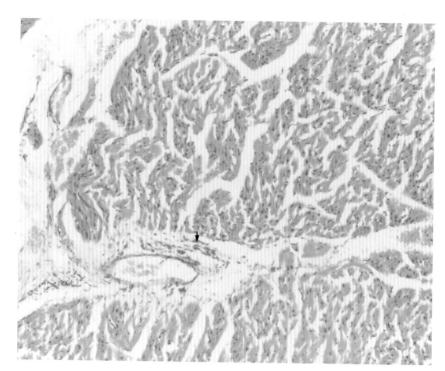

**彩图 45　风湿性心肌炎**

　　心肌间质中形成风湿小体。图中可见间质内血管旁存在成堆的大细胞,构成了风湿小体。

HE 染色×100

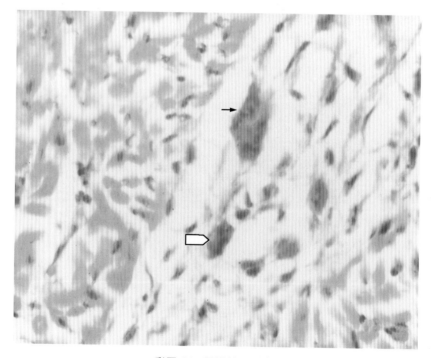

**彩图 46　风湿性心肌炎**

　　同上病例高倍观。图中可见心肌间质中的风湿小体由大细胞构成,核大深染,胞浆丰富(□⟩所示),并可见多核巨细胞(↑所示)。

HE 染色×400

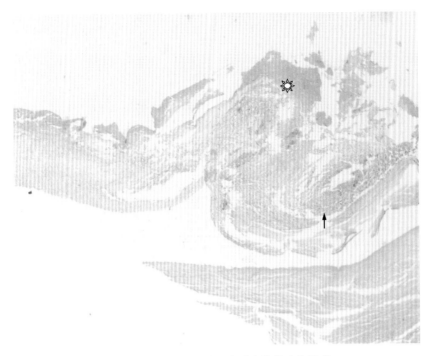

**彩图 47　急性细菌性心内膜炎伴赘生物形成**

　　瓣膜上有大而不规则血栓附着,部分已脱落(✿所示)。瓣膜本身急性化脓性炎症(↑所示)。　　　　　　　　　　　　　　　　　　　　　　HE 染色×400

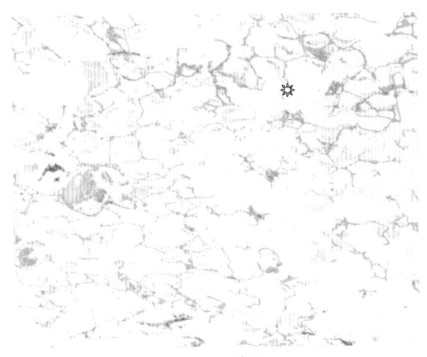

**彩图 48　肺气肿**

　　图示肺泡腔弥漫性扩张(✿所示),肺泡壁变薄,肺泡壁毛细血管减少。

　　　　　　　　　　　　　　　　　　　　　　　　　　　　　HE 染色×100

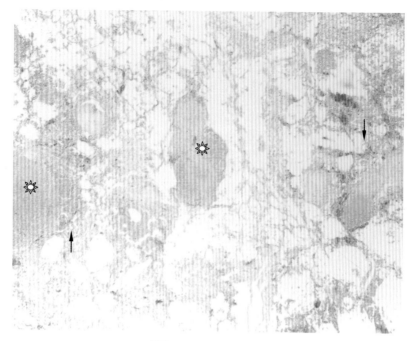

**彩图 49　粟粒性肺结核**

　　图示肺内散在粟粒大小的结核结节(✳所示),周围肺组织伴有炎症反应(↑所示)。

HE 染色×100

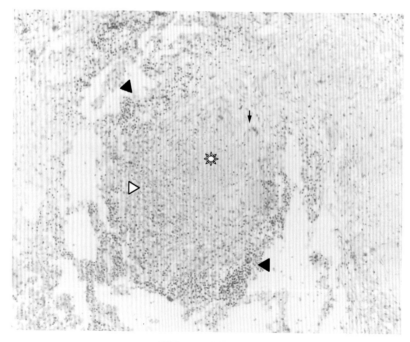

**彩图 50　结核结节**

　　图示肺内一典型结核结节,✳处为干酪样坏死,↑所示为郎罕巨细胞,△示类上皮细胞,▲示结核结节周围淋巴细胞浸润和纤维增生,并见周围肺组织伴有炎症反应。

HE 染色×400

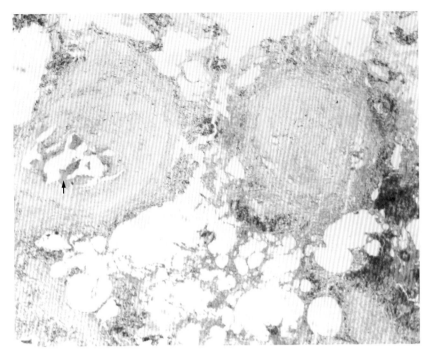

**彩图 51 硅肺**

切片中见多个玻璃样变的结节，呈同心圆样层状排列，中心部分坏死（↑所示）。

HE 染色×100

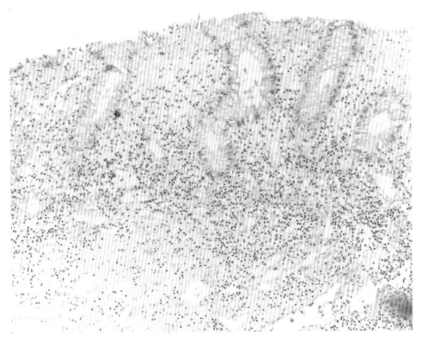

**彩图 52 蜂窝织性阑尾炎**

阑尾全层（图示为局部，黏膜和黏膜下层）均可见充血、水肿及中性粒细胞弥漫性浸润。

HE 染色×100

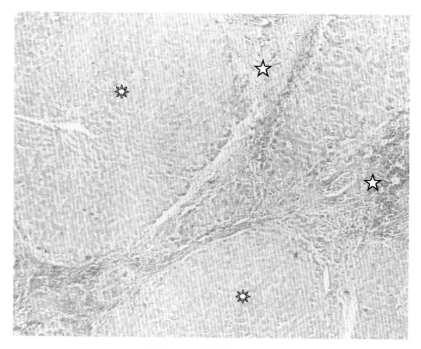

**彩图 53　门脉性肝硬化**

　　图示肝正常结构破坏,假小叶形成,成结节状(✿处所示)。假小叶内有灶性变性坏死的肝细胞。假小叶外有大片增生的纤维组织和小胆管(☆所示)。

HE 染色×100

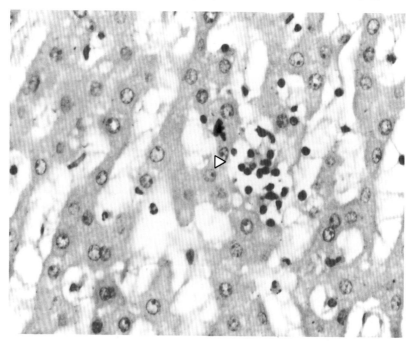

**彩图 54　小灶性坏死(点状坏死)**

　　肝细胞小灶性坏死,坏死区见核碎片及少量中性粒细胞浸润(△所示)。

HE 染色×400

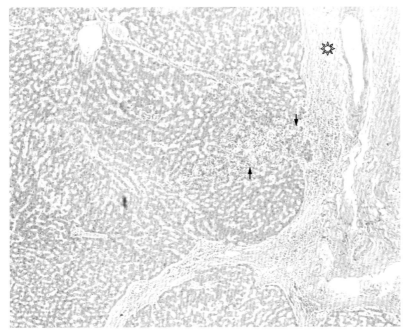

**彩图 55 碎片状坏死**

肝小叶界板处肝细胞灶性坏死,并向肝实质内"虫蚀"状浸润(↑所示)。坏死区内见核碎片及淋巴细胞和中性粒细胞浸润。✿处为汇管区。　　　　HE 染色×100

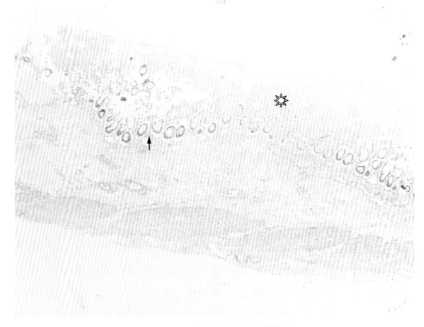

**彩图 56 细菌性痢疾(假膜性炎)**

可见肠黏膜面大量渗出物(✿处所示),主要由纤维素、坏死中性粒细胞和脱落坏死的上皮细胞组成,其下方有残存的腺体(↑所示),表明病变位置较表浅。

HE 染色×40

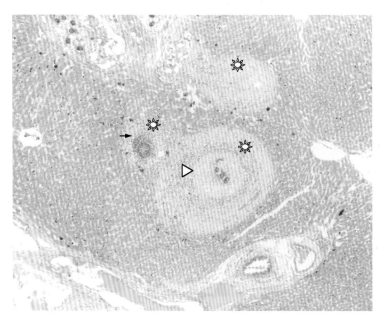

**彩图 57　肝血吸虫病**

图中可见肝汇管区内分布大小不等、形态不一的虫卵结节（✳所示）;肝小叶结构几乎无改变,无假小叶形成。部分虫卵结节由急性逐渐过渡到慢性,故在嗜酸性脓肿(↑所示)周围出现类上皮细胞和多核巨细胞（△所示,参见下图）。　　　　　　　HE 染色×100

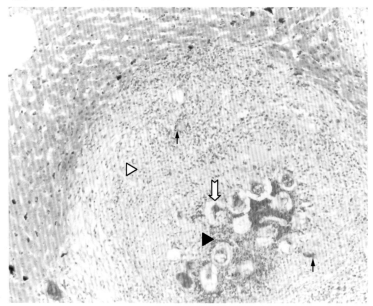

**彩图 58　血吸虫虫卵结节**

本片所示虫卵结节由急性逐渐过渡到慢性,结节中央可见成熟的虫卵(⇑所示),虫卵周围既有无结构的火焰样物及大量坏死嗜酸性粒细胞浸润(▲所示),又有大量的类上皮细胞(△所示),并见多核巨细胞(↑所示)。

HE 染色×400

（病理学彩图由周韧提供）